与认知症一起生活的日子

关于认知症，你必须知道的常识

诚和敬◎编著

LIVING
WITH
DEMENTIA

经济日报出版社

主　　编： 梁仰椈　王　寅
执行主编： 孟　岩　罗珊珍　宫熳茹
特邀顾问： 贾建军

编　　委：（按姓氏笔画排序）：
王　宇　王海珍　李德华　杨丽娟
范寅泰　周翔宇　姜　楠　郭毓姝
龚　梅　程雅璐　赖晓馥

序

我国老龄化形势日趋严峻，截至2018年底，全国65岁及以上的老年人口接近2亿，预计到2040年，65岁及以上老年人口占总人口的比例将超过20%。由此导致的认知功能障碍及其相关疾病的患病率亦逐年增高，目前国内罹患认知障碍疾病约1200万人，预测到2030年患病人数呈倍数增加。

作为一名多年从事认知障碍及其相关疾病诊疗的神经内科大夫，每天都要接触许多不同程度认知症的患者，深深体会到现有单病种碎片式的诊疗服务模式以及养老机构初级的照料管理模式已远远不能适应患者及家属的需求，哪怕有些认知症老人处于同一病程阶段，也能明显感觉到他们之间存在差异。比如有些老人就医及时，而有些老人因为各种缘故未尽早就诊，耽误了病情；有些老人按医嘱规范治疗，而有些老人一次就医后就不再复诊；有些老人在家属的陪伴下参与了有效的认知干预，而有些老人基本的日常生活都要他人照料……这些表面上的差异，导致了老人预后状况的截然不同。有患者家属形象地比喻：搭乘同一趟认知症列车，但感受的是不同的沿途风景。

本书就是讲述那些面对认知症的“新手”“老手”们的故事。如何正确应对认知症患者？如何与认知症患者快乐相处？相信读完这本书，您会有不同程度的感受与收获。

本书的主创团队诚和敬乐智坊，自2017年开始与解放军总医院认知障碍门诊开展合作，从2018年11月起为记忆减退门诊和记忆筛查门诊就诊的部分患者提供非药物干预服务，以团体的形式开展认知训练与康复。

团体训练为公益服务，面向全北京招募，每期共12次干预，现在已进展到第三期。按照团体干预模式，乐智坊在记忆筛查门诊为确诊的认知症患者提供一系列认知训练活动，注重多元素融入，激发患者的参与兴趣，让原本枯燥的“训练”变成“游戏”，将“任务”转化成愉悦的“享受”。这种跨学科的专业合作是认知症全程服务的重要组成部分，包括了更多学科的加入，成员有医生和护士，亦有社工师、心理咨询师和康复师等，能为患者提供生理、心理和社会多维度的专业服务，从而照顾到患者和家庭方方面面的需求。

诚和敬乐智坊是一个充满人文情感的团队，通过非药物干预团体训练的逐步展开，我感受到了他们的热忱与专业，以及开荒拓源的勇气和毅力。正如他们的口号一样，认知症或许会伴随患病老人到生命尽头，但它绝不是美好生活的终点！感谢诚和敬乐智坊能带着这样的美好愿景，踏踏实实一步步走到如今。也希望社会各界给予认知症患者及家庭足够的支持与理解，帮助他们体验更加美好的人生风景。

中国老年医学学会认知障碍专业委员会主任委员
解放军认知障碍专业委员会主任委员
贾建军

前言

随着中国全面进入老龄化社会，罹患认知障碍，包括轻度认知障碍（MCI，Mild Cognitive Impairment）及认知症（痴呆）的老年人逐年增多，认知障碍相关疾病不仅对老年人身心健康有重大影响，同时也显著增加了家庭成员和社会负担，备受全人类关注。

《2018年国际阿尔茨海默病报告》（ADI）显示，2018年世界认知症人数已达5000万，预计至2050年，将达到1.52亿。每20年患病人数翻一番，每3秒钟就会新增一例。目前，我国认知症人数居世界首位，给社会及家庭带来沉重的负担。

如此庞大的患病人群，以及认知症给家庭、社会所造成的巨大负担，让认知症越来越多地出现在公众视野中，影视剧、综艺节目关于认知症的题材更是屡见不鲜。就在 2019 年上半年，全国首档关注认知障碍的公益节目《忘不了餐厅》上线，引发热议。

《忘不了餐厅》由店长黄渤、副店长宋祖儿、店长助理张元坤携手 5 位患有认知障碍的老年服务生组成“忘不了家族”，共同经营一家独特的餐厅，旨在呼吁公众关心、关爱认知障碍群体。值得一提的是，由于拍摄主角是 5 位患有认知障碍的老人，节目组为保证认知障碍科普专业性和保障参与节目老人的安全，在前期筹备和拍摄过程中，特邀本书主创诚和敬乐智坊认知症多学科团队作为节目的重要合作伙伴之一。

节目以最直观的形式，将认知障碍老人推到幕前。认知障碍及认知症老人的真实生活状况、认知症家庭的现实处境如何，该如何正确认识及应对认知障碍及认知症成为当下的热门话题。认知症，这个让不了解的人存在诸多误解，了解的人深感无望的存在，正在步步紧逼，威胁着每个家庭的幸福。它发病率高，全世界范围内，每 3 秒钟便有一人沦陷；它难预防，由于发病机制不确定，目前尚缺乏有效的针对性预防手段；它无法逆转，一旦患病，老人只能每况愈下；它照料负担重，一人失智，全家丧志……

虽然如此，但面对认知症，我们也不必过分害怕，因为它虽然难打败，却并不至于束手无策，我们还有很多应对方法可以选择。

对于认知症老人来说，及早发现，尽早正规就医，积极使用药物和非药物治疗，能够有效改善认知症症状，控制认知症进展的速度，保持良好的生活能力并不是难事儿。

对于认知症家属来说，提升照护技能，保

持良好心态，在家人或专业组织的帮助下，适时“喘息”，合理倾诉和发泄不良情绪，能够在照护的路上走得更顺畅。

对于社会公众来说，学习认知症知识，接纳认知症老人，营造一个理解、尊重和支持的友好化社会环境，能够帮助认知症老人更好地享受高品质的晚年生活。

本书的创作主体是诚和敬乐智坊，一直秉承“认知症不是美好生活的终点”的愿景宗旨，开展认知症落地服务，鼓励大众通过知识的学习、技巧的掌握，有效应对认知症。本书由17个具有代表性的案例汇编而成，并由多学科专业人士进行分析及干货提炼，这些案例发生在家庭、养老机构、医院等多场域，对认知障碍及认知症家庭具有很强的指导和借鉴意义。

目录

Contents

序 \1

前言 \1

第一章 什么是认知症 \1

第二章 被“糊涂”家人耽误的高奶奶

——早预防、早发现、早介入 \9

第三章 过于细致的照护，可能会适得其反

——照护原则和策略 \29

第四章 有效的沟通，一句顶十句

——专业沟通技巧 \47

第五章 一波三折的老李

——异常精神行为的应对 \63

第六章 格外注重“养生保健”的老人们

——合理的营养与饮食 \81

第七章　不可小觑的环境安全
——居家环境安全 \107

认知症家属的辛酸
——照料者情绪管理与压力调适 \129

第九章　赵阿姨的坎坷“就诊”路
——规范的就医流程 \147

第十章　变“懒”的张大爷其实不懒
——合理运动 \163

第十一章　不可忽视的认知症应对法宝
——非药物干预实践 \179

参考文献 \215

后　记 \224

第一章

什么是认知症

认知症现状

我国目前已步入老龄化社会，随着人口老龄化的加速发展，认知症障碍，包括轻度认知障碍（MCI，Mild Cognitive Impairment）及认知症（Dementia）越来越成为影响老年人身心健康的重要疾病。

全球患有认知症的人数已达到5000万，且平均每3秒钟将新增一位认知症患者。而我国认知症患者居全球首位，每4位患者中就有1位来自中国。

认知症和轻度认知障碍

在最近热播的综艺节目《忘不了餐厅》中，5位店员既有确诊阿尔茨海默病的蒲公英奶奶，也有轻度认知障碍的其他长者。下面简要地解释一下什么是认知症和轻度认知障碍。

认知症（常称痴呆，Dementia）是一组以认知功能障碍和日常生活能力减退为主要表现的临床综合征，轻度认知障碍（MCI）是介于健康和认知症的中间阶段。认知症临床上可以表现为记忆障碍、语言功能障碍、定向力障碍、注意力障碍、视空间结构技能损害、执行功能障碍以及人格和行为改变等等不同认知域损害。

轻度认知障碍则是患者虽具有一定的认知损害，但其日常生活能力并未受到明显影响的状态。研究表明，积极的干预可以有效降低其转化为认知症的风险。

从目前研究来看，临床上引发认知症的原因种类繁多，可能因素多达上百种。相关的危险因素包括年龄、高血压、糖尿病、心脑血管疾病、抑郁、家族遗传、头部外伤、感染、免疫功能异常等等。

认知症的分类

认知症是一组临床综合征，包含有许多不同的疾病类型，既可以按照疾病进展速度分为快速进展性认知障碍及慢性型认知障碍，也可以按照病因分为神经系统退行性疾病相关认知障碍（如阿尔茨海默病、额颞叶痴呆、帕金森病痴呆、路易体痴呆等），中枢神经系统感染导致认知障碍（艾滋病、梅毒），肿瘤、自身免疫、血管病、全身性疾病（电解质紊乱、肝肾功能不全）导致的认知障碍等等。

常见类型及临床表现

老年人中，认知症最常见类型是神经系统

退行性疾病相关的痴呆，包括阿尔茨海默病、路易体痴呆、额颞叶痴呆，以及脑血管病相关的血管性痴呆。

阿尔茨海默病（Alzheimer’s Disease，AD）俗称为老年性痴呆，是一种以记忆力减退为主要表现，伴有其他认知功能损害的获得性、持续性、进展性智能减退综合征。阿尔茨海默病起病隐匿，发病率随年龄增长逐渐增高。病因不明，病理特征为老年斑形成与神经元纤维的缠结。阿尔茨海默病是最常见的认知症类型，占比60%。在我国，阿尔茨海默病患者已超过千万，居世界首位，并且每年以30万以上的新发病例快速增长。

血管性痴呆（vascular dementia，VaD）是指由于脑血管病变引起的认知症，是继阿尔茨海默病之后第二常见的认知症类型。既可以是缺血性卒中引发的认知障碍，也可以是出血性卒中引发的认知障碍，既可以是大动脉病变，也可以是小动脉病变，可以是来源于心脏的栓塞，也可以是静脉源性的病变。血管性痴呆的危险因素包括脑血管病变的危险因素（如高血压、高血脂、心脏病、糖尿病、动脉硬化及吸烟等），还包括卒中史、高龄及受教育程度低等。血管性痴呆往往突然发作（数天或数周）、阶梯式进展加重，且具有一定波动性。可因损害部位不同而呈现不同的临床表现。出现记忆障碍较轻，多伴有一定程度的执行能力受损，如缺乏目的性、主动性、计划性，组织能力减退和抽象思维能力差等。

路易体痴呆（Dementia with Lewybody，DLB）是另一大类神经系统退行性疾病引发的认知症，主要表现为波动性认知功能障碍、帕金森样症状，以及生动的视幻觉。病因不清，病情进展快于阿尔茨海默病，病程一般6年左右。认知功能损害以注意力、视空间能力、词语流畅性等方面下降较为突出。最主要的特点是认知功能，特别是警觉性和注意力具有波动性，在正常与异常间波动，可发生在一天之中，也可在数天或数周内出现波动。因症状发生的时间不确定且发生之前没有征兆，多数患者被认为在撒谎。视幻觉是最突出的精神症状，内容形象、具体、生动，有如亲身经历，常为人或动物，且反复出现。还可出现帕金森病样症状，如运动迟缓、肌张力增高、姿势步态异常、面具脸等。

额颞叶痴呆（Frontotemporal dementia，FTD）多见于中老年人，表现为缓慢进展的人格改变、言语障碍以及行为异常，神经影像学以额颞叶萎缩为主要表现。平均发病年龄早于阿尔茨海默病，绝大部分患者发病年龄为50~60岁。病因不明，可能与遗传有关。往往以明显的人格改变、情感变化和行为异常为特征，表现为易激惹、暴怒、固执、情感淡漠和抑郁情绪等，逐渐出现行为异常、性格改变、举止不适当、缺乏进取心、对事物漠不关心以及冲动行为等，随着病情进展，可出现广泛而全面的认知功能障碍。也可以以言语能力出现明显障碍为突出表现，表现为言语减少、词汇贫乏、刻板语言、模仿语言和失语症，逐渐加重至缄默症。

第二章

被“糊涂”家人耽误的高奶奶

—— 早预防、早发现、早介入

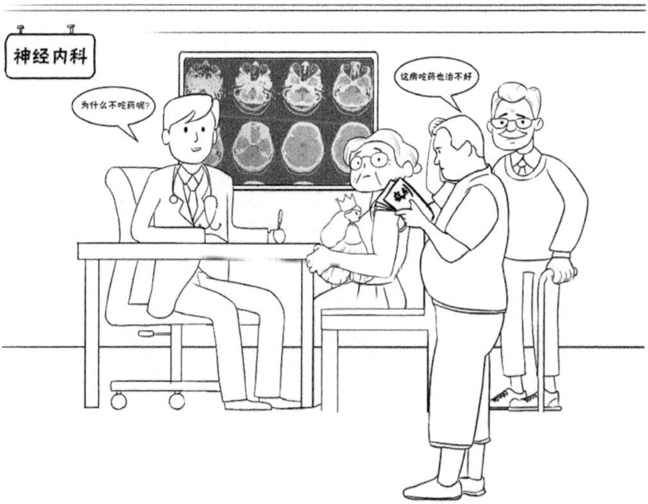

北京的冬天是寒冷的，但这寒冷却阻挡不了人们看病的“热情”。

某三甲医院记忆专科门诊诊室的外面，坐满了候诊的患者和家属，大家焦急地等待着。诊室里，一位头发花白的奶奶坐在医生对面，目光呆滞，手里抱着个洋娃娃，衣服上粘了几颗米粒。身边站着两位男士，一位是奶奶的儿子，约 50 来岁，手里捧着厚厚的病例和检查结果，而另一位将近 80 岁，是奶奶的老伴儿。

“您是哪里不好？”医生的语速很慢。奶奶面无表情，嘴里念念有词，但谁也听不懂她在说什么。

医生一脸困惑地看向家属，奶奶的老伴儿解释说：“这是闽南的土语，我也听不懂。”老伴儿语速很快，有点儿南方口音，他开始急切地讲述奶奶的“认知症”病史。

高奶奶今年78岁，大学学历，年轻时是一位高级工程师，3年前出现了记忆力下降，经常会忘记最近发生的一些事情。家人觉得年纪大了，记性不好也是正常的，谁也没有当回事儿。又过了一年，奶奶的记忆力越发的差了，不仅会忘记刚刚做过的事情，甚至过去的一些重要的事情也记不起来了。与之伴随的，还有性格上的显著变化，原来的高奶奶是一位和蔼可亲、笑容可掬的长者，现在奶奶变得斤斤计较，常常因为“芝麻大点儿的事”发火，相伴多年的老伴儿苦不堪言，子女们终于意识到了问题的严重性。于是带着奶奶开始四处求医，先后就诊于多家三甲医院，始终对诊治方案不满意，最后又辗转来到了这里。

短短两年间，奶奶已经谁都不认识了，甚至连穿衣、吃饭这种最基础的生活能力也受到了影响。

医生感到十分讶异，病程何以进展地如此之快？北京最好的三甲医院都看遍了，难道都没有诊断和治疗吗？医生打开了家属带来的病例，一页一页细细查看，每一项检查和医嘱都没有放过。原来两年来，多家三甲医院通过检查均已诊断为阿尔茨海默病，并开具了治疗方案，包括多种口服治疗药物，也建议参与认知训练等一些非药物的干预。

医生："不是都已经诊断了吗？"

家属："您也认为是这个病？需不需要再做些检查？"家属一脸焦虑。

医生："你们有按医嘱用药吗？"医生并没有接家属的话。

家属："没有。"

医生有些不理解："为什么不吃药？"

家属："药物有副作用，而且这个病也治不好。"

医生明显有些愠怒："那你们为什么还要来看病？"

家属："那……现在吃药还来得及吗？"

……

再看下一个患者。

医生叫下一个病人的名字，汤爷爷独自一人走进了诊室，"医生，我来复诊了。"

89 岁的汤爷爷也是一位阿尔茨海默病患者，曾经是一名大学教授，确诊已经有 4 年了。4 年来，他遵从医嘱，每 3 个月定期来诊室进行复诊，按时吃药，每天进行锻炼，坚持读书、记笔记，从确诊到现在，汤爷爷的病程进展较为缓慢，基本生活不受影响，现在他还能独自来医院开药。

医生对高奶奶的家属说：“汤爷爷与高奶奶患的是同样的病，汤爷爷这4年来坚持用药、坚持训练，现在基础功能还都保持得非常好，基本不影响日常生活，可……”后面的话医生没再说下去，高奶奶的家属一脸懊恼：“我们现在就开始接受治疗！”

看着高奶奶一家离开诊室的背影，医生叹了口气，遗憾地说了两个字“迟了！”

问题简析

高奶奶的情况让医生十分惋惜，和汤爷爷情况进行对比，我们可以看到，年纪更长的汤爷爷，虽然已经确诊了4年，但各方面功能还保持得非常好，还能独自去医院复诊，这让高奶奶的家人感到惊讶。高奶奶的疾病诊治过程，折射出了人们对于认知症的几个常见误区。

1. 对疾病知识欠缺了解，将自然老化与疾病症状混淆

高奶奶最初出现的症状是记忆力下降，经常忘记一些刚刚发生的事情，这种现象被大家认为是上了年纪的人都会有的变化而被忽略，直接导致了高奶奶的疾病没有得到及时的诊断与治疗。家人坦言，一开始认为这是“自然老化”的一种表现，年纪大了，记不住事儿，有点“老糊涂”是很正常的，所以就没有重视起来。但我们常说的属于“自然老化”范畴内的健忘和疾病所呈现的记忆力下降是有区别的，正常老化的情况下，忘记的事情往往经提醒是可以回想起来的，但是疾病所导致的记忆力下降，是经提醒也无法回忆起来的。高奶奶的家属因为无法正确辨认疾病的前兆，“马虎地”认定高奶奶的记忆力下降是自然老化，错过了早

期干预时机。

现阶段，公众普遍对认知症的认识和理解不足，加上发病的隐匿性，在我国，像高奶奶这样，因未能识别出认知症的典型症状而延误治疗的例子屡见不鲜，在医院记忆减退门诊和记忆筛查门诊见到的患者，大部分都已处于疾病的中晚期。本案例中，高奶奶家属缺乏对认知症相关的早期症状的正确认识，所以，在高奶奶患病的早期，没有识别出该疾病，直到疾病症状明显加重，显著影响到日常生活功能时，才意识到应该到医院进行就诊。

2．认为疾病无法治愈，延误治疗时机

本案例中，让医生哭笑不得的是，为什么高奶奶的家属在多家医院进行了检查，得出了相同的诊断，但最后却放弃了对高奶奶的治疗。事实上，当了解到阿尔茨海默病无法治愈时，许多家属会因为希望渺茫感到绝望，因而采取消极的态度，甚至放弃治疗。但其实，虽然阿尔茨海默病现阶段尚无特效的治愈方法，药物只能起到改善症状的作用，无法逆转疾病的进展，但药物治疗依然是目前证据最确凿、最有效的治疗方法。因此，公众应该认识到，在确诊认知症后，一定要在专科医师的指导下进行药物治疗，在此基础上辅助其他非药物干预方法，以期达到减缓疾病发展速度、提高患者生活质量、减轻家庭照护负担的目标。

3．因担心药物副作用而无视医嘱

对于大多数普通人来说，生病去医院就诊，经医生诊断后，依从医生的专业意见，进行后续的治疗，这是很常规的一个流程。但是，本案例却出现了很奇怪的现象，高奶奶已经被多家权威医院确诊为阿尔茨海默病，医生也都开具了相应的治疗方案，但家属不但没有积极配合治疗，控制疾病发展，反而因觉得药物有副作用，没有遵医嘱按时给高奶奶服药，这样的做法直接导致高奶奶延误了最佳治疗时机，各方面功能急速下降，造成了不可挽回的结果。

见招拆招

由于大众对认知症的认识存在大量误区、医疗资源配置和医疗技术水平不均衡等因素，导致了我国认知症“三低”的困局，即就诊率低、诊断率低和治疗率低。那么如何突破困局，让认知症老人能够把握有效的治疗时期，得到尽早、有效的治疗呢？

1. 早发现

临床中，导致记忆力减退的原因有许多，睡眠障碍、情绪障碍、脑外伤、营养缺乏等都可导致记忆力减退，不同病因，治疗效果和预后不同。案例中，高奶奶的家人开始觉察到老人记忆力下降时，认为是“老糊涂”了，忽视了奶奶的症状可能是由于疾病引起的，直到又过了一年多，随着病情发展越来越严重，才带老人去医院就诊，错过了治疗的最佳时期。有数据证明，约有 10% 左右的认知障碍通过及时的干预是可以治愈的，如甲状腺功能低下、维生素 B12 缺乏等造成的认知障碍，但如果干预过于滞后，疾病持续发展，也可能导致不可逆转的损害。因此，建议大家，如果发现自己或家人有记忆力异常减退的现象，应尽早到专科医院就医，以明确诊断。

2. 早介入

上述案例中提到的两位认知症老人，高奶奶在患病初期没有及时发现，被诊断后又没有遵医嘱按时服药或进行认知干预，所以在短短的两年时间里，高奶奶的认知功能退化十分严重，生活自理能力也基本丧失。反观汤爷爷，被诊断后，不仅按时服药和复查，还坚持锻炼、读书、记笔记，所以即使患病 4 年，依然保持着较好的认知水平和身体状况。

在这里，建议认知症患者在确诊后，应尽量做到“早介入”，及早接受规范的药物治疗，并在专业指导下，进行日常生活锻炼或参与认知训练等。“早介入”能够有效延缓认知症病程，保护日常生活能力，减轻照护负担，提高生活质量。

画龙点睛

1. 认知症的有效预防

既然认知症如此“凶险”，致病机理又颇为复杂，直至今日，仍然没有特效药可以治愈它，是否有方法可以进行预防呢?

认知症的预防要从日常生活开始，如果明确了导致认知症的危险因素，那么我们就能够在一定程度上减少认知症发病的几率。危险因素包括伴发疾病和生活方式：

伴发疾病：高血压、糖尿病、高血脂、抑郁症、帕金森病、脑血管病、心脏疾病、癫痫、物质依赖、严重慢性阻塞性肺疾病或睡眠呼吸暂停综合征、甲状腺功能减退、梅毒、感染等。对以上常见的疾病因素加强管理，可降低认知症的患病风险。

生活方式因素：肥胖、久坐、吸烟、酗酒等。适当的生活方式调整，也可降低认知症的患病风险。

此外，合理的饮食结构，如大量的蔬菜，水果和鱼；增加体育活动，注意有氧运动和力量训练结合，并且每周至少保证150 分钟；适度参加社会活动，如参与兴趣小组，多与他人进行社会交往；丰富认知活动，学习新知识和新技能，保持大脑活跃等方法，都是生活中常见的降低患认知症风险的方式。

2. 认知症（以阿尔茨海默病为例）10大早期症状

明确认知症的早期症状，是做到“早发现”的基础。有关调查显示，目前患有认知症人群的就诊率还不到5%，人们往往会忽略或误解认知症及其相关症状。很多老年人，包括其亲属对认知症相关知识缺乏认识和了解，往往误认为认知症相关症状是正常的衰老现象。那么，我们如何通过一些征兆及时发现疾病呢？

以下是阿尔茨海默病的10个早期预警：

（1）记忆力下降，影响日常生活和工作。认知症最常见的迹象之一就是忘记最近发生过的事情，如忘记和别人约定的事情，放下电话忘记电话的内容，而且对于忘记的事情很难再想起来。有时候会重复问问题或说一件事。

(2) 做熟悉的事情有困难。以前擅长的事情开始变得生疏，比如喜欢打麻将、打扑克，现在却经常出错，以前擅长做家务，现在做得远不如过去好了，做饭不是忘了搁盐就是忘了放醋。

(3) 语言表达有困难。经常性地想不出某个词语应该怎么说，以前侃侃而谈的人，现在说话时找不到合适的词语，由于缺乏实质词汇而表现为空话连篇，或由于找词困难而用过多的解释来表达，终成唠唠叨叨。

(4) 失去对时间和空间的认知力。不知道现在的年份或日期，有时会说错自己的年龄。在陌生的地方特别容易迷路，分不清东南西北，随着疾病的发展，有时在家中也找不到厕所。

(5) 判断力和警觉性下降。因为无法准确判断距离、高度等，经常无视危险过马路，或者从很高的楼层往下爬。缺乏自主判断，别人说什么都容易相信，经常花钱去买一些与实际价值不符的物品，借钱给不熟悉的人或者是陌生人。

(6) 抽象思维出现问题。无法理解周围人谈话中的抽象概念，对数字的计算能力也明显下降，对于家里新添置的电器，也学不会如何使用。

(7) 丢三落四，找不回东西。不记得东西放在哪里，找不到自己的东西时埋怨是被别人偷了，而且无法按照正常的推理步骤找回来。

(8) 出现异常行为。拿了超市货架上的东西，但不知道要付钱；过于主动接近不熟悉的异性，会表现出不适当的行为。

(9) 情绪和行为发生改变。性格改变有一部分患者表现非常显著，以前外向、开朗的人，现在经常闷闷不乐；以前宽容、大方的人，现在变得多疑、斤斤计较；以前温和、彬彬有礼的人，现在经常无故或为一点小事儿大发脾气，这些性格上的变化都提醒存在疾病的可能。

(10) 退出社交活动。因为意识到无法像过去一样顺利完成自己曾经喜欢的活动，为了掩饰自己的变化而逐渐远离曾经的爱好、工作、运动或社交活动。

3. 如何正确进行“早介入”

认知症的治疗基于诊断，对于部分病因明确的继发性认知症，针对病因进行治疗或可消除症状，对于神经系统退行性病变所致痴呆，其介入可分为药物治疗和非药物干预两部分。

（1）药物治疗是最重要的干预手段。药物治疗可有效改善患者的认知、精神行为症状（BPSD）及日常生活能力，减少照料者负担，延长入住养老院的时间，是阿尔茨海默病（AD）全程管理中最重要的手段。

强调：一定要到正规医院，向专业医生咨询，不要错误的相信保健品。

（2）非药物干预的辅助性作用。除对症的药物治疗之外，越来越多的非药物干预技术已经不同程度地显示出了一定的实际效果，大量

的证据支持非药物技术的使用，尤其是针对维

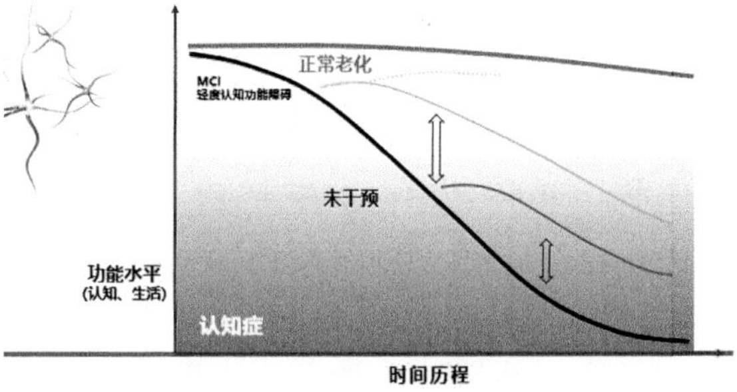

持认知功能、保留独立生活能力、改善精神行为症状的非药物干预技术，但这些干预技术需要根据患者的背景、兴趣以及能力水平进行调整。非药物干预的主要理论基础在于，虽然认知症患者存在认知损害，但其认知功能仍具有可塑性，仍具有学习新知识以及适应其行为的能力，且能够通过学习来保持或者改善认知功能。

大多数认知症老人的病情都是逐渐恶化的，很容易错过治疗和干预的最佳时机，越早开始治疗，就越能有效地延缓病情的恶化。

以人为中心的非药物干预方法主要包括认知干预、怀旧疗法、运动干预、感官刺激，以及日常生活能力训练等。这些类型的非药物干预方法不论是单独执行还是结合使用，对认知症老人功能性的恢复或保持均有很大的帮助。

第三章

过于细致的照护，可能会适得其反

—— 照护原则和策略

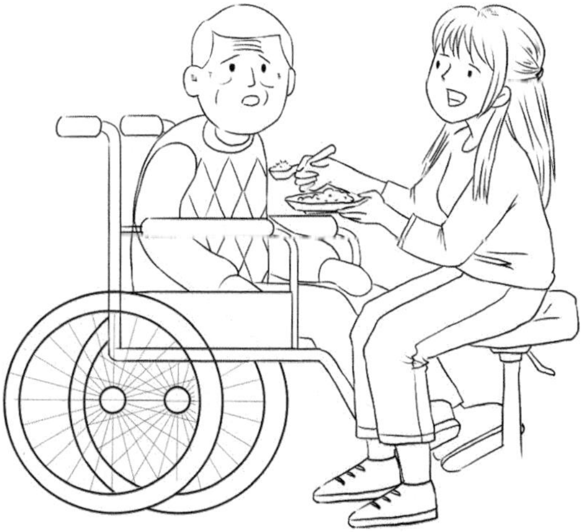

于爷爷是一位阿尔茨海默病（AD）的中晚期患者，今年 84 岁了，一头银发，面容慈祥。我见到他的大部分时间，他都坐在沙发上或者躺在床上。到了阿尔茨海默病的这个病程阶段，于爷爷已经基本丧失语言能力了，有时候嘴里会“咿咿呀呀”发出一些拟声词，又或者是一些短促的、琢磨不透的音节。虽然丧失了语言能力，但难得的是，爷爷还保留了部分行为能力，包括自己用勺子吃饭，自己穿上衣、扣扣子，便后会自己清洁。

最近家里新换了一位照顾于爷爷的阿姨，新来的王阿姨 40 多岁，干活勤快，每天把屋子收拾得干干净净，把爷爷捯饬得利利索索的。十来天后，我去家里看望于爷爷，正巧遇到爷爷起床，观察了一会儿，我发现，爷爷不再自己穿上衣、扣扣子了，而是呆呆地坐着，很机械的由着王阿姨给穿上衣服，扣上扣子。接着，爷爷刚坐到沙发上，王阿姨便端来了煮好的鸡蛋羹。

“啊——张嘴”，爷爷张开嘴巴吃了一口，“啊——再来一口”。爷爷又张开嘴巴吃了一口，这可真的是“饭来张口，衣来伸手”啊！

爷爷还能自己做便后清洁吗？带着这个疑问，我等到了于爷爷如厕。只见爷爷如厕结束后，扶着助行器站起身来，撅着屁股愣愣地等着，丝毫没有自己要去清洁的意思，王阿姨则手脚麻利地给于爷爷清洁，并帮他提上了裤子。

这不禁让我震惊，于爷爷的功能退化得太快了，这中间到底发生了什么？

趁着王阿姨得空，我上前和她交谈。原来王阿姨即勤快又爱干净，觉得老人自己吃饭不但速度慢，容易吃凉饭，而且还会洒在身上弄脏衣服和地板；老人自己穿衣服呢，耽误时间，还容易受凉；自己做便后清洁，速度慢，还弄不干净，皮肤和内裤上都会留下污迹，她除了要再给老人擦一遍，还得洗内裤，不如自己直接帮着擦干净省事儿。

我听后无奈地说：“阿姨，咱能不这么勤快吗！”

阿姨有点不服气：“我这可都是为了他好，再说了，人家家属出了钱，不就是为了让我更好地照顾吗？”

我用了将近两个小时的时间，跟王阿姨进行了交流，向她讲述了认知症的特点及如何更好地照护，包办代替对他来说不是最好的照护，甚至还会导致其原本残存的功能水平每况愈下。作为照护者，要判断哪些事情老人做得来，哪些做不来，尽量让老人动手做自己能做的事情。越是过度的照护，其各方面功能退化得越快，慢慢地就变得什么都不会了，所有的事情都要靠别人帮助，那照料者的压力就更大了。慢慢地王阿姨接受了我的观点，并且愿意按照我的建议去改进。

于爷爷已经是阿尔茨海默病的中晚期了，他的自理功能退化了容易，再想捡回来真的很难。王阿姨在我们的鼓励下，一点点地改变着她的照护方式。先从穿衣开始！一遍一遍地示范，一遍一遍地操作，阿姨说，她都想放弃了，没想到就一个穿衣的动作学起来就这么难！终于在一个多月后，于爷爷能够主动配合了，看到上衣拿来时，会伸出胳膊、穿上袖子，也能拿着勺子往嘴里送吃的了……

只是最终于爷爷也没有再学会扣扣子、便后清洁了……

问题简析

受认知症的影响，于爷爷理解和判断外界事物之间联系的能力已经下降到很低的水平了，妥善处理各种情况的能力也在慢慢降低，所以，家人为于爷爷找了一个能够“全方位”护理的阿姨。

但事实证明，正是王阿姨如此“细致”的照料，让于爷爷尚存的部分功能退化得飞快，不会自己用勺子了，不会自己穿上衣、扣扣子了，便后也不会自己清洁了……

从认知症专业照护的角度来说，王阿姨的照护是不合格的。虽然认知症老人对照料者依赖性强，需要照料时间长、照料范围广，但是认知症老人并不是一经诊断就完全丧失了生活自理能力，他们依然能够完成打电话、买菜、做饭、洗衣、洗澡、扫地、处理大小便等等事情，只是能够完成的程度不同而已。

认知症老人的日常生活照料主要包括吃饭、穿衣、洗澡、如厕、散步、起居等，照料者应当努力去发现认知症老人还存在的日常生活自理能力，并协助他们尽力维持。最大限度地提高老人的独立性和自我照顾的参与度，提供积极照护，这样也能有效地减轻照料负担。

见招拆招

于爷爷所需的三大主要照护问题——穿衣、进食、如厕，是所有非自理认知症老人照护所面临的共同难题，这些照护是最基础的，但实则是最讲究专业方法的。除了上述案例中王阿姨所犯的“过度照护”问题，这其中，还有很多讲究。

1．穿衣

认知症老人由于感知觉能力、从事有目的复杂活动能力的下降，在穿衣时会出现诸多困难，如不能根据季节、场合选择适宜的服装，冬天穿夏天的衣服；不知道哪件衣服是自己的；搞不清上衣和裤子的区别；忘记了穿衣服的步骤；不会扣扣子、拉拉链；坚持穿某件衣服拒绝更换等等情况。

所以，认知症老人的穿衣照护要区别于普通老人，对照护人员有更高的要求，需做到实时观察，并了解老人的能力保存情况和个性化穿衣需求。针对不同的穿衣问题，提供合适的帮助和支持，保持整洁的外表。

照料者在照护过程中可以尝试以下方法：

（1）尊重老人一贯的着装偏好，选择他们喜欢的衣服、鞋子和其他饰品，并留出足够的时间，以便动作缓慢的他们能够独立完成穿衣服的任务。

（2）简化对衣服的选择，准备简单、舒适且穿脱方便的衣服和鞋子，比如套头衫、松紧带的裤子、搭扣的鞋子。

（3）选择宽松的内衣，女性可以穿前面系扣的内衣。

（4）确保鞋子结实、防滑，穿着舒适。

（5）如果老人穿得不好或者是搞不清穿衣步骤，照护者应当给予口头提示或进行示范，一次只提示或示范一个动作。

（6）如果老人坚持穿某件衣服拒绝更换，或者反复想穿同一件衣服，请多买几件相同或相似的衣服。

（7）如果老人拒绝协助，可以稍后再做尝试，避免强迫，需要明确他们是否因为身体原因（如某个部位的疼痛）拒绝。

2. 进食

随着疾病的不断进展，老人会出现不同程度的饮食问题，这时候，照护人员需要十分了解认知症老人可能会出现的进食问题。如忘记自己已经吃过饭，不断要求吃东西；拒绝吃饭；不能区分食物，有时会吃不是食物的东西；不能判断食物是否变质，看不懂有效期；不会使用餐具；出现吞咽困难，忘记吞咽，把食物一直含在嘴里等等情况。

除此之外，老人的饮食习惯也有可能发生改变，如果蛋白质能量不足、维生素和微量元素缺乏，可能会诱发一系列机体功能障碍，进而加重老人的认知混乱。还可能导致身体虚弱，增加跌倒、感染和其他危害身体健康的风险，同时存在激发异常精神行为出现的可能性。

照料者在照护过程中可以尝试以下方法：

(1) 依据老人的营养状况、身体健康需求与个人的喜好提供优质而充足的营养，定期查看失智老年人存放的食物（包括但不限于大米、面粉、杂粮、各种肉类、熟食、蔬菜、水果等）是否过期、有无变质。

(2) 创造安静的就餐环境，保证光线充足，关闭电视机、收音机等，让老人能够专心吃饭，避免边吃边聊天。

(3) 餐桌布置尽量简洁，只放必要的餐具，去除装饰品、调味瓶、多余的餐具等不必要的物品，以免分散老人的注意力；餐具的颜色与桌面或食物的颜色有明显区分。

(4) 根据老人的咀嚼和吞咽能力，准备合适的食物，必要时把食物煮得软一些、切得小一些；保证食物的温度合适；避免给老人吃坚果、爆米花、带刺的鱼肉、带核的水果。

（5）如果进食量偏少，在排除疾病因素的情况下可以采用少食多餐的形式；如果直接饮水量偏少，可以从温开水、水果、豆浆、牛奶、菜汤、水果茶、冰淇淋等等食物中摄取水分，以保证水分的摄入；必要时记录食物和水分的摄入量、大小便的排出量。

（6）总想吃东西的老人，每次给的食物量少一些，保证总量摄入不要过多，也可以尝试转移注意力。

（7）不肯进食的，首先，要检查老人的口腔是否出现了问题，比如牙龈炎、口腔溃疡或假牙不合适；其次，要考虑是否是药物的副作用；再次，判断食物是否对老人的口味、是否容易咀嚼。

（8）如果老人没有前述状况，仍然拒绝进

食，就不要强迫他（她），可以带他（她）去做些别的事情，待会儿再尝试。

(9) 留出足够的时间完成进食，如果老人用手来抓饭吃，不要责骂，为老人准备一些不需要使用餐具、可以直接用手抓的食物（如红薯、玉米、花卷、包子、鸡米花等）。

(10) 鼓励老人最大限度地发挥自主进食的能力，同时在其需要的时候及时提供帮助。

(11) 需要喂食的老人，照料者动作应轻柔，每一口的喂食量要适宜，等完全咽下之后再喂下一口。

3. 如厕

排泄是机体将新陈代谢的产物排出体外的生理过程，随着年龄的增加，机体逐渐衰老，排泄功能相应出现变化。认知症老人由于大脑功能退化，影响到中枢神经控制能力，相比于正常老人，会出现不同的排泄障碍，如排尿障碍（尿频、尿失禁、尿潴留、多尿、少尿、无尿、尿痛、尿急、排尿困难）、排便障碍（便秘、大便失禁、腹泻），同时由于认知功能下降、定向力障碍等原因，很可能会出现找不到卫生间、不知应该如何处理生理需求、玩弄排泄物的情况。

出现大小便处理方面的问题往往是在疾病的中晚期，这时候，照护者首先要寻找原因，比如疾病因素（前列腺肥大、压力性尿失禁、尿路感染等）、药物副作用、定向力障碍（找不到卫生间、不认识坐便器）、行动能力下降（来不及走到卫生间）、衣服不合适（裤子不方便脱下）、自尊心强（不愿意让别人帮忙，而自己也处理不好）等。

照料者在照护过程中可以尝试以下方法：

（1）尊重老人的隐私，维护他们的自尊心，出现问题避免责备。

（2）了解老人排尿排便的习惯，建立观察表，记录每一次大便或小便的时间，同时注意老人的饮食间隔，从中摸索规律，尽量提前引导如厕。

（3）注意观察和识别身体语言的表达，比如身体扭动、拉裤子、坐立不安、发出不同的声音、看起来很着急等等。

（4）卫生间的门口张贴醒目的标识，去往卫生间的通道保持通畅；打开卫生间的门，夜间开启夜灯，引导老人顺利找到卫生间；打开马桶盖，方便老人使用。

（5）在马桶的侧边安装扶手，方便老人坐下和站立时能够借力，提供安全的保障。

（6）根据老人认知状态酌情挪走房间里摆

放的废纸篓、垃圾桶、花盆等物品，以防他们把这些物品误认为是马桶而就地大小便。

(7) 有时老人会忘记马桶是排泄的器具，只记得早年使用蹲坑式便器的样子。

(8) 给老人穿松紧带的裤子，酌情使用纸尿裤；使用纸尿裤时注意保持会阴清洁干燥，及时更换。

(9) 注意识别老人已经直接排泄的迹象，比如房间内或身上出现异味等，及时予以帮助，保持老人会阴和肛门处的清洁，预防皮肤感染和压疮。

(10) 老人因为羞耻感而想把排泄物藏起来，或者是不知道应该如何处理排泄物，护理人员要细心地帮老人进行冲洗和清洁，并换上干净的衣裤。

(11) 某些老人跌倒风险高或者需要协助清

洁，在其使用卫生间时，照料者应在门外守候。

（12）提前准备好清洁物品和换洗衣物，尽量减少老人私处暴露的时间。

（13）照料者需要观察老人尿便的颜色、性状、量、频次，并做好记录。

画龙点睛

通过于爷爷的案例，我们可以看到，对于认知症老人的照护，即便是专业的家政人员，如果没有认知症专业知识的武装，也很难做到正确、专业、高效的照护。那么结合以上所述的日常专业照护方法，给认知症照护人员一些原则建议：

1．避免“过度照顾”

过度的协助及照护会导致原本还残存的功能，变得越来越低下。

2．让老人动手做自己能做的事情

体验自己生活自理或还能对别人有所帮助，能让老年人感受到莫大的喜悦。

3．依据老人的健康状况及现存能力给予支援。

观察并判断哪些步骤老人能够独立完成，哪些步骤需要提示或示范，哪些步骤不能独立完成需要协助。

第四章

有效的沟通，一句顶十句

—— 专业沟通技巧

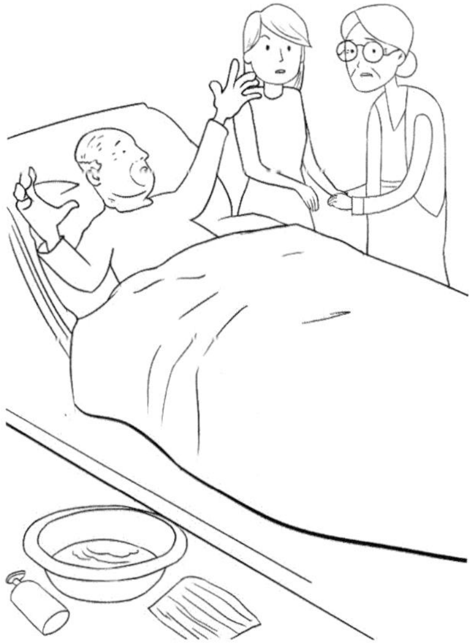

“啊——！，啊——！”安静的走廊里突然响起一阵阵叫声，正在巡视的我急忙顺着声音冲到706房间。

走进房间，便看到刚入住三天的张爷爷躺在床上，一边喊叫着，一边向空中不断挥舞着双手，老伴儿王奶奶和保姆正呆立在床的两侧，面面相觑。

“爷爷怎么了？”我关切地问道。

“我们就想给老头子洗洗头，可刚把他从沙发抱到床上，他就开始大喊大叫，还想打人。”王奶奶委屈地说。

张爷爷罹患阿尔茨海默病已经六年多了，最近一年以来，张爷爷病情恶化，逐渐不能走路，不会翻身，生活已然完全不能自理，只能每天躺在床上接受照护。老伴儿想让他坐在沙发上，都必须由护理员将他抱起来移动到沙发上，更让王奶奶崩溃的是，张爷爷丧失了语言表达能力，不能正常说话来表达需求，只能发出一些简单的单音节声音，连自己与老伴儿相伴几十年，都不能理解他在说什么。

王奶奶为了更好地照顾张爷爷，带着保姆一起住进了专业养老机构。尽管刚搬进来三天，但张爷爷时不时地“怒吼”，已经让他成了“名人”，工作人员都很紧张，都觉得这老爷子不好照顾。

“王奶奶，爷爷在沙发上坐着的时候没有喊吧？”

“没有啊，在沙发坐着的时候还挺好的，刚把他抱到床上，他就开始喊了。”

“那您和小李（保姆）抱他之前，跟他说了准备把他抱到床上了吗？”

“跟他说这些干嘛？他又听不懂。”王奶奶

不解地看着我。

其实自从知道张爷爷是不时地喊叫之后，我就默默观察着，分析张爷爷喊叫之前，王奶奶或者保姆小李的举动，我觉得，张爷爷的喊叫，一定是有原因的。其实，阿尔茨海默病发展到后期的时候，患者对周围世界的感知能力越来越差，慢慢地丧失了用语言进行沟通的能力，这时候，照料者往往认为这个时期就不用跟患者沟通了，认为患者既听不懂别人在说什么，也说不出他自己想要什么。

“张爷爷还是能听懂一些简单的话的，咱们跟他说‘吃饭、张嘴’，他都知道呢。”我看着奶奶说。

“嗯嗯，我喊他张嘴，他确实是张得挺大的。”小李在旁边点着头说。

这时，张爷爷的叫喊声渐渐小了，少了，

我去拿了床上的洗头器，对张爷爷说：“爷爷，洗头。”轻轻地，我用水打湿了爷爷的头发；轻轻地，涂上洗发水；轻轻地，揉搓着头发。

“爷爷，洗头，舒服”，张爷爷仿佛听懂了我的话，安安静静地躺着，安安静静地洗完头，吹干头发时连吹风机的声音都没有惹怒他。

王奶奶看我做完这一切，惊讶地说：“小高，你可真有一套，在家我们洗头可费劲儿了，跟打仗似的。”我笑着说：“王奶奶，您看爷爷不是啥都不知道，简单的话他能明白，只是不会说而已。以后您要动他之前，一定记着跟他说一声，他知道您要对他做什么，他就不会害怕，不会使劲儿喊了。”

“真没想到他还能听懂你的话，我想着他啥也不知道了。你这么一说啊，我就明白了。”王奶奶一边说，一边用衣角擦了擦眼睛。

“奶奶，咱们一起努力一定能把爷爷照顾好的。”我搂着奶奶的肩膀说。

问题简析

沟通是人们分享信息、思想和情感的过程，包括语言沟通和肢体语言沟通，沟通可以说是作为一个社会人不可或缺的一种能力。但是，无论一个人以前多么能言善辩，当认知症到来时，疾病都会无一例外地逐渐侵蚀他的语言和沟通能力。认知症可以让一个人在语言和沟通能力方面发生翻天覆地的变化，许多认知症老人最后只能像张爷爷一样，用喊叫和一些简单的肢体语言来表达自己。

那么，认知症所导致的沟通能力损害有哪些呢？可能的变化包括但不限于：

1．信息处理速度变慢。

2．专注时间变短。

3．反复问同一个问题或讲述同一件事情。

4．容易受挫和紧张，主动交谈频率降低。

5．将字句逻辑地组合起来有困难，找不到合适的词语来准确表达自己的意思。

6．对口语和书面语的理解出现困难，难以弄清楚别人的想法。

7．讲述内容变得空洞，说话含糊不清，与人交流越来越困难，容易引起情绪波动甚至是打人、骂人等激越症状。

8．到晚期只能说简单的词语或只能发出声音，甚至成为缄默状态。

良好的沟通是与认知症老人保持信任关系并实施有效照护的关键环节。很多人在不了解认知症的情况下，都会认为一旦被诊断为认知症，就什么都不知道了。其实不然，在相当长的时间里，认知症老人依然保留着理解和感知他人情绪的能力，依然能够表达自己的情感，只是这个能力没有以前那么好了，他（她）的表达也不一定能够让身边的人正确理解。

张爷爷的理解能力和语言表达能力已经衰退得很厉害了，复杂的词句他听得见，但无法理解其中的含义，同时他无法用别人能够理解的字词来表达自己的感受和需求。王奶奶和保姆小李不了解疾病给张爷爷带来的影响，依然坚持用自己惯有的方式来应对，必然会造成他们之间的无效沟通状态。

见招拆招

了解了认知症老人沟通能力的变化，那么我们也就能够“对症下药”了，和认知症老人的沟通，除了“猜”，还需要专业技巧，照护者们可以遵循以下方法：

1．与老人沟通的第一步必须先抓住他（她）的注意力，始终保持平和的心态和微笑的面容，从正面接近老人，并建立眼神接触，这样有助于确定老人是否注意到你。

2．使用老人习惯并喜欢的称呼，不要随意改变称呼方式，因为老人可能对于新称呼并不熟悉，不知道是在叫自己。

3．保持尊重的态度，可以在老人前方叫住他（她），自我介绍一下，根据他（她）的喜好使用握手、拥抱等身体语言表示尊重和表达善意。

4．尊重老人知识背景的年代感，不要说一些不符合老人知识背景、年代背景的话，例如网络俚语等。

5．注意语气和声调。尽可能使用柔和的语

调；不使用命令的口吻，同时不要用对小孩子的口气同他（她）讲话；讲话要慢和清晰，采用简短的词句；内容尽量简单、明确，避免过多修饰词语，例如：碗就叫碗，尽量简单，不要说带某某花纹的碗。本案例中，小高给张爷爷洗头的时候，只说了简简单单的三个词，就让张爷爷明白了下一步要给他做什么，他就会安心接受照护。

6．用心倾听，给予鼓励，让老人知道照料者在倾听他，同时试图理解他所说的。如果老人表达有困难，要鼓励他继续解释他的想法，让他知道他的表现已经是很好了。

7．即使不认同老人的言论，也不要随意打断，让他们继续表达，因为与他（她）争论只会让事态恶化。

8．如果不明白老人所表达的内容，可与其

确认，比如，先复述老人讲到的内容，再询问是不是他（她）想表达的意思。

9．当老人出现悲伤情绪时，请静静倾听，让他（她）表达自己的悲伤情绪，不需要给建议，要做的就是倾听，让老人感觉到您对他（她）的关心。

10．给老人安排任务之前或者是给老人做一些操作时，提前解释下一步要做的事情，并且给老人反应的时间，确保他（她）可以接收到清楚的信息。本案例中，王奶奶在把张爷爷从沙发上移动到床上之前，就是因为没有提前打招呼就直接动手，张爷爷不知道他们要对自己干什么，心里非常恐惧，只能用喊叫和扭动来拒绝。

11．将复杂步骤简化，一步一步指导。字句太长，老人可能会跟不上你的节奏，例如：

“某某某，请您把桌上这个杯子递过来，然后送给我。”可以说“某某某，您有没有看到桌上有一个杯子？”确定他看到了。“可不可以请您拿一下。”他拿起来了。“可不可以请您拿给我？”在未完成一个动作前，不要给下一个指示。像小高那样，在洗头时，用简单的词语提前告诉张爷爷下一步的动作是什么，让张爷爷心里明白这个人对他是安全的，不会伤害他。

12．选择适合的视觉辅助。文字本身是一种比较难理解的信息，如果在讲话的时候，给予视觉上的提示，如道具、图片、肢体语言等，可以帮助老人理解。

需要注意的是，由于每位老人所处疾病阶段不同，在不同阶段中的需求及能力不同，并且他们的性格、个人病史及喜好也各有特点，所以每位老人都需要个性化且适宜的沟通方法，只有不断的尝试和改进，我们才能寻找到最适合的沟通方法。

画龙点睛

沟通是一门艺术，在人际交往中的重要性不言而喻。日常沟通的媒介包括语言和肢体语言等，完整的语言沟通是通过听、说来接受和表达信息，肢体语言包括人们的动作、表情、和眼神，也能表达出丰富的内容。语言更擅长表达的是信息，肢体语言更善于表达的是人与人之间的思想和情感。如此复杂、微妙的艺术，对于认知症老人来说，接受和表达都变得十分困难，对于照护者来说，与认知症老人的有效沟通需遵循“四不原则”，即“不放弃、不否定、不纠正、不责备”。同时，尽量做到以下几点。

1．保持尊重的态度，要意识到老人是有着丰富人生经验的长者，避免孩童式沟通方式，可以使用适宜的身体语言表达友好、善意，同时要关注老人的肢体语言。

2．交谈时始终保持平和的心态，微笑的面容，仔细聆听老人的讲话，不随意打断，不考验他（她）的记忆力，注意发现和强调积极的方面，鼓励他（她）的自我表现。

3．使用简单易懂的词语，语速慢一些，吐字清晰，避免复杂的长句，一次只问一个问题或一个指令，给他（她）一些反应的时间。

4．在接纳和共情的基础上带着理解和耐心去聆听，如果老人说错话、用错词，不要急于打断、纠正、批评或者争论，也不要否定，而是帮助或鼓励他（她）寻找合适的词语表达。用对方的角度去看、去听、去思考、去体会、去表达。

5．避免环境中的噪音及光线干扰，嘈杂的噪音会导致注意力分散，光线的强弱变化可能会使其受到惊吓或不安，不能站在刺眼的光线里和老人讲话。

6．认知症老人不断重复相同的问题，不要试图告诉他（她）这已经是第一百次回答他（她）问的相同问题了，要保持冷静和耐心，体谅他们的感受，因为他们真的不记得答案和曾经问过了。

7．关注老人的听力和视力。确定老人的听力及视力是否正常，是否需要使用助听器及眼镜。

8．老人做错事或未完成任务，不要指责或埋怨，可以示范您希望他完成的事情。

9．避免当着认知症老人的面谈论他的病情

或表现。

10．避免不必要的争执，争执和冲突只会让老人的情况愈来愈差，老人的异常行为及表现往往是疾病本身造成的，并非有意为之。

作为照料者需明确的是，认知症老人的变化是由于大脑病变引起的，他们正在慢慢失去曾经拥有的许多能力，所以在沟通时必须极其耐心，尽管您希望他们能说出自己的需求，可是他们可能真的已经做不到了。如果他们跟您发脾气，请记得这是疾病在作怪，不是他们愿意这样，您需要机智灵活，当一种沟通方法行不通时，不要着急或生气，再试试别的法子。

第五章

一波三折的老李

—— 异常精神行为的应对

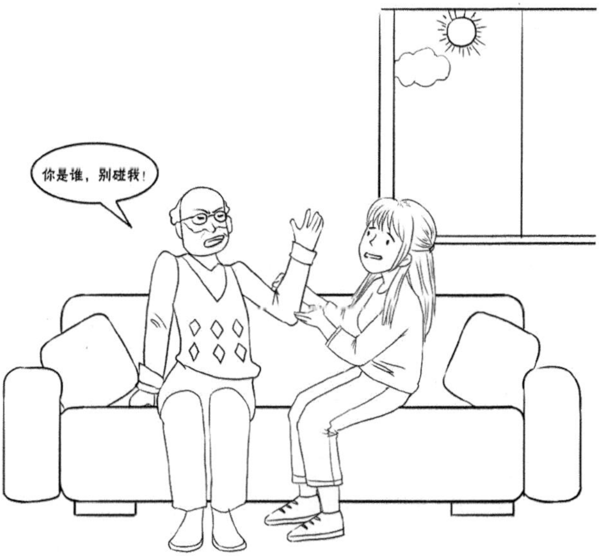

老李是一名退休干部，性格温和内敛，不善言辞，有一个通情达理、志同道合的老伴儿，老两口都十分喜爱书法绘画。退休后，为了让老两口安享天年，儿女们雇用了一个居家保姆来照料二老的生活起居，老两口常常在书房里一起写写画画，退休后的日子过得有滋有味。

这样平静美好的日子过了没几年，老伴儿开始发现老李有点儿不对劲儿了。比如，前一秒刚说好要写一幅《沁园春·雪》，等备好笔墨纸砚后却反问她“我要写什么？”开始，老伴儿总是以为老李是在开玩笑，并没有放在心上，但随着“玩笑”次数变多，她逐渐发现老李的字写得越来越不工整了，而且不是多一笔，就是少一划。书案的整洁度也大不如从前，墨汁总是洒得到处都是，毛笔散落在桌子上，写完字后也总不记得把笔涮干净。为此，一辈子没红过脸的老夫妻时不时地发生口角争执，可是让老伴儿头疼的是，吵也吵了，闹也闹了，老李却丝毫没有要改进的意思，反而越来越邋遢。

多次争吵后，老伴儿实在觉得委屈难忍，便打电话给女儿，女儿觉察异常，十分担心，带着老李到医院检查，最终被诊断为阿尔茨海默病早期，也就是俗称的老年痴呆症。经过一段时间的药物治疗，老李邋遢的情况得到了缓解，又能写出满意的作品，书案重新变得整洁了。老伴儿长舒了一口气，生活总算回归了正轨。

为了增加绘画的创作灵感，老两口偶尔会去郊外观景采风。有一次，正值初秋时节，老两口到郊区观红叶，回家后老李说嗓子痒不舒服，有时还会干咳几下，但二老并没把此事放在心上。

可没过几天，老李就表现出心神不宁的样子，原本作息很规律的他突然间睡眠紊乱了，晚上不睡觉，白天却经常打盹儿，而且还出现了让人更为担忧的状况，老李会突然表现出很恐惧的样子，大喊大叫，保姆怕他摔倒过来扶他，老李却对保姆大打出手。

老伴儿见此情况立刻带老李去社区医院就诊，医生简单询问之后开了些“镇静药”。回家服药后的第二天，老李确实“老实”了很多，晚上能够睡觉了，恐惧和喊叫的症状也基本没有了，但人却总是没有精神，不停地打盹儿，有一天晚上，老李浑身滚烫，老伴儿又叫不醒老李，这可把老伴儿和保姆吓坏了，连夜打车把老李送到医院的急诊科，又是抽血化验又是拍片子，最终诊断为肺炎。

医生说，老李此前的各种反常行为，其实很多都是认知症的精神行为症状（BPSD），由于老伴儿和保姆缺乏医学知识，没能够及时辨识出来，导致老李得不到全面的照护，影响了身体健康和日常生活。

问题简析

通过老李的案例我们可以看到，随着认知症老人疾病的进展，家属及照护者多多少少都会遇到老人表现出情绪障碍、精神以及行为异常等问题，这些问题不仅会或轻或重地影响家属的正常生活，同时也会增加日常照护的难度。

在老李的案例中，家人发现老李“不对劲儿”是因为老李的“忘性”越来越大，书桌也越来越乱，但当老伴儿要求老李收拾整齐的时候，原本“性格温和内敛，不善言辞”的老李却和“一辈子没红过脸的老伴儿时不时地发生口角争执”，吵架过后，老李依旧我行我素，没有丝毫的改变。这种固执己见、性格的改变也是认知症常见的精神异常表现，不少认知症患者都会有相似的问题。

后期，老李出现了睡眠紊乱，“原本作息很规律的他突然间睡眠紊乱了，晚上不睡觉，白天却经常打盹儿”，不仅如此，还“心神不宁”，甚至“会突然表现出很恐惧的样子，大喊大叫”，“保姆怕他摔倒过来扶他，老李却对保姆大打出手”。这种种迹象提示老李可能出现了幻觉，存在激越的表现，以至于发展到攻击行为的出现。

老李的症状表现，既让家人担心，又增加了照护难度，该如何处理和解决这样的问题呢？

见招拆招

首先我们需要了解一下什么是认知症伴发的精神行为异常（BPSD）。这个概念是由国际老年精神病学会在1996年提出的，用以指代认知症患者经常会出现的紊乱的知觉、思维内容、心境或行为等症状。

为了便于描述和记忆，学者将这些症状进行了分类，其中比较常用的一种分类方式将其分为三大部分。一部分是精神病性症状，包括幻觉、妄想等；另外一部分是情感症状，比如焦虑、抑郁、淡漠、情感高涨等；还有一部分是行为异常，比如易激惹、激越、睡眠和饮食障碍、运动功能紊乱，甚至是攻击行为等。当然不同类别之间其实存在着部分的重合，比如脱抑制，既可以表现为情感的高涨，也可以表现为轻佻的言语或动作等行为异常。

其次，有哪些原因可以导致这些精神行为异常的出现呢?

应该说这些异常的精神状态或行为的出现，很大程度上都和疾病的进展密不可分。不同部位脑组织神经细胞的直接损害以及神经递质的紊乱，都可以不同程度上导致或诱发精神行为异常的出现。

当然，也有不少的症状是由于患者认知功能水平的下降而出现的。就拿十分常见的被窃妄想来举例，当认知症老人需要使用一个物品时，或者说他（她）想拿到一个物品时，因为存在有记忆力减退，从而使得他（她）并不能准确地想起物品所放置的位置，所以就很难找得到他（她）想要的物品，于是在反复找寻无果的情况下，他（她）就会理所应当地认为是家人或照护者，甚至是来访的客人或朋友偷窃他（她）的东西并藏匿起来了。于是就会出现敌对情绪、抵抗或防范的态度，以及行为异常等表现。

除此之外，还有很多其他的因素，比如认知症老人自身的身体状况变化也会诱发出现不少的精神行为异常。老李后来出现的心神不宁、恐惧以及攻击性的行为，很大程度上和他的肺部感染相关，通过对肺炎的治疗，这些症状也就明显得以缓解。

那么，当认知症老人出现了精神行为异常的时候，我们又该怎么样去应对呢？

国际上目前比较推荐的方法是采用“DICE原则”对这些异常症状进行分析和干预。

D（Describe）指代描述，我们不仅仅要描述老人所表现出的种种异常行为，还要对出现这些症状可能的原因进行描述。在描述症状的时候，应该做到尊重客观实际，不要夸大，对于一些带有羞耻感的症状，也要做到客观公正的反映，尽可能地避免带有个人情感色彩和以道德准则进行衡量与批判。

对于引发这些症状可能存在的原因，我们所要描述的包括患者自身的方面，例如老人的需求是否得到满足，既往的精神状态和性格特征，是否存在其他可能的疾病等等；也包括周边环境的因素，例如是否有居住环境的改变，光线、声音是否合适，温度是否适宜等等；同时还包括周围照护者的照护因素，例如是否有言语的攻击，强迫的行为，以及照护者自身的情绪状况等等。前面讲述的案例中，老李出现了睡眠紊乱、幻觉以及攻击行为，在此之前，老李有外出秋游，后来便出现了咽喉部不适及咳嗽的症状，并且出现了一系列的异常症状，而这些症状并没有自行缓解，反而愈发严重。

I（Investigate）指代调查，通过对于症状以及症状出现可能的诱因进行详细描述之后，需要做的就是明确这些潜在的因素与老人异常的精神行为症状之间是否存在相关性。除此之外，我们还需要结合老人的情况进一步探索是否存在其他未经描述的可能原因。通过详细的描述，我们发现，老李的居住环境及照料人员并没有出现明显的变化，老李也并没有未被满足的需求，照护者与老李之间没有明确的矛盾，唯一可能的就是老李外出秋游后出现了咳嗽等呼吸道症状。

C（Create）指代创造，经过详细的描述和可能的原因分析之后，就要针对性地制定干预方案。针对不同的原因制定应对方案，既可以是进行环境改造，也可以是对照护者进行教育及疏导，还可以是针对认知症老人所存在的问题进行包括药物以及非药物干预。应当注意的是，干预方案应是容易获得的，与认知症老人认知能力水平相对匹配的，并且是有效可行的且对认知症老人无伤害的。通过分析，我们考虑到老李出现的一系列异常症状很有可能是和呼吸系统感染有关，给予相应针对性的抗感染治疗可能是最佳方案。但遗憾的是，老李的社区医生未经详细的诊断就做出结论，开具了“镇静药物”。

E（Evaluate）指代评估，通过给予认知症老人一定的干预之后，应对干预的效果进行评定。不仅应详细描述异常的精神行为症状是否得到缓解，包括严重程度和出现频次上在干预前后是否有所改变，还应当评估干预手段、强度以及时长是否达到足够，综合考量评估干预手段所取得的效果。如果评估效果不甚满意，可再次依照“DICE 原则”进行分析和处理。在老李服用“镇静药物”后，病情并未得到缓解，反而出现了精神状态差、发热等新问题。通过再次的分析，终于得出结论，考虑老李新出现的种种异常可能和肺部感染有关，于是在给予正确的治疗后，老李的病情得到了明显的改善。

那么，一般意义来讲，有哪些方式能够被我们采用，用以控制认知症老人出现的精神行为异常呢?

其实我们能够应用的手段并不少，可选择的药物包括：改善认知功能的药物、针对伴发疾病的治疗药物以及出现较为严重的精神行为异常时应用的控制精神症状的药物（所有的药物使用均应遵循医嘱）。

对于继发于认知功能减退的精神行为异常，改善认知功能是进行治疗的根本手段，通过正规的改善认知治疗，患者认知功能在一定程度上得以改善，许多症状也会迎刃而解。比如老李在接受改善认知药物治疗后，书房及书桌上就变得整洁起来，老李也又成为了“性格温和内敛，不善言辞”的老李。后来出现肺部感染，应用抗感染药物治疗后，老李也同样再次恢复了既往良好的状态。对于抗精神病药物，我们需要更为严格地进行评估，只有在出现较为严重的精神行为异常时或是经过其他药物或非药物手段仍不能很好地控制症状时才会考虑，使用之前应当充分评估认知症老人的身体情况，权衡利弊，避免长期大量使用抗精神病性药物，症状缓解后应当及时减停此类药物的使用。不恰当的药物使用，很有可能造成诊治疾病的延误，甚至出现较为严重的不良后果。老李在错误使用了“镇静药物”后就出现了较为严重的意识障碍，因此，药物干预要做到对症用药（所有的药物使用均应遵循医嘱）。

除了药物治疗外，尽管目前还缺少更多更大样本量的数据支持，但也有大量的试验证明，非药物治疗手段在控制认知症老人精神及行为异常的症状上，可以有良好的效果，比如音乐疗法、玩偶疗法、认知训练等。

画龙点睛

1．精神行为异常的概念

认知症伴发的精神行为异常是指认知症患者经常会出现的紊乱的知觉、思维内容、心境或行为等症状。根据不同的症状将其分为三大部分：第一部分是精神病性症状，就包括幻觉、妄想等；第二是情感症状，比如焦虑、抑郁、淡漠、情感高涨等；第三是行为异常，比如易激惹、激越、睡眠和饮食障碍、运动功能紊乱甚至是攻击行为等。不同类别之间会存在着部分的重合。

2. 导致精神行为异常的原因

首先，不同部位脑组织神经细胞的直接损害以及神经递质的紊乱，会在不同程度上导致或诱发精神行为异常的出现；其次，有不少的精神行为异常是由于患者认知功能水平的下降而出现的；除此之外，还有很多其他的因素，比如认知症老人自身的身体状况变化诱发出现的精神行为异常。

3. 如何应对认知症老人的精神行为异常

国际上目前比较推荐的方法是采用“DICE原则”对这些异常症状进行分析和干预。D指代描述，不仅仅要描述老人所表现出的异常行为，还要对出现这些症状可能的原因进行描述。I指代调查，明确潜在的原因与老人异常的精神行为症状之间是否存在相关性。C指代创造，制定具有针对性的干预方案。E指代评估，给予认知症老人一定的干预之后，应当对干预的效果进行评定。

4. 控制精神行为异常的方式

我们能够应用药物和非药物双重手段进行干预。

可应用的药物包括改善认知功能的药物、针对伴发疾病的治疗药物，以及出现较为严重的精神行为异常时应用的控制精神症状的药物。

除了药物治疗外，非药物治疗手段，比如

音乐疗法、玩偶疗法、认知训练方法等，在控制认知症老人精神及行为异常的症状上，可以有良好的效果。

第六章
格外注重“养生保健”的老人们
—— 合理的营养与饮食

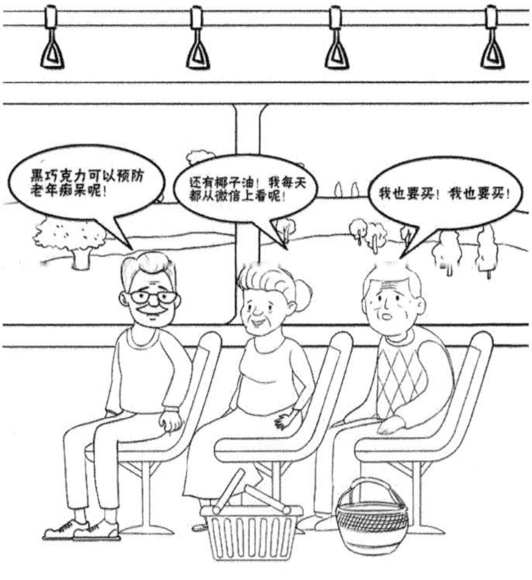

追求最高的健康水准是每个人的基本权利。现如今，人们越来越重视自身的健康问题，与之相关的营养、保健、养生等也频频成为热门词汇。但人体是一个很复杂的系统，影响人体健康的因素也有很多，总结概括有5大因素：

1. 遗传因素占15%

2. 社会环境占10%

3. 自然环境占7%

4. 医疗条件占8%

5. 生活方式占60%

相较于其他，生活方式是唯一能够通过自身努力直接改变的，这种大权重、可控制的因素，为我们进行自身的健康管理提供了可能性，其中，饮食习惯是生活方式中的重要组成。相比于青年人，老年人尤其是认知症老人由于身体老化及疾病特征，应格外重视饮食健康。下面为大家介绍一群十分懂“养生”的爷爷奶奶，他们究竟是如何“养生”的呢？

超市购物“指南”

阳光高照、微风和煦，又到了养老院每两周一次的外出购物时间，有购物需求的爷爷奶奶们拎着各自的菜篮车慢慢地走上大巴，在工作人员的带领下，去超市购置一些自己需要的日用品和喜爱的小零食。

开车后，老人们左一嘴右一嘴地闲聊起来。

“老高呀，你这次打算去超市买什么啊？”赵爷爷问道。

高奶奶说：“我要去买个饭盒，要不然每天下楼用餐盘打饭不方便，也不好给我们家老头儿带到楼上来。哎，老赵你要买什么啊？”

“我的黑巧克力吃完了，要去买点黑巧克力！”

高奶奶一听，来了兴致：“老赵你怎么这么洋气，居然还吃巧克力啊？”

“老高你不知道，微信里有文章说黑巧克力对心脑血管系统特别好，经常吃黑巧克力不但可以预防心脑血管疾病，还可以预防老年痴呆。我现在每天想起来就吃一块。这不，之前买的都吃光了，今天再去超市买点。”

车上的老人听到黑巧克力能够预防心脑血管疾病和老年痴呆，纷纷加入到话题中来，分享自己的预防心得，什么“鸡蛋弃黄”“不吃主食”“食物相克”等，还有摄入椰子油、B 族维生素、黑咖啡等食物可以延缓大脑功能衰退，各式各样新奇的“理论”都说得有模有样。购物时，在赵爷爷的强力推荐下，每位老人都买了些黑巧克力，并打算回去后效仿赵爷爷的做法，每天都吃一些来预防疾病。

日常生活中，经常能从老人口中听到各种各样的养生保健方法，它们多半是没有科学依据的“无稽传闻”，可是老人们却会根据这些道听途说的方法来调整自己的饮食习惯，以期让自己更加健康。

除了上述说的“盲目养生”外，认知症老人还有一些特殊的饮食风险，如下面要讲的陈阿姨的故事。

我饿了，我想吃东西

“丽云丽云，我好饿啊，几点了，我要吃饭。”刚吃过午饭，坐在沙发上休息的陈阿姨就问自己的女儿要吃的。

“妈妈，咱们刚吃过饭啊，你看我还在收拾

碗筷呢。”

“我没有吃饭啊，我现在好饿，我要吃饭。”

“刚才吃饭是不是没有吃饱？这里还剩了一块饼，你拿着吃了吧。”

“嗯。”陈阿姨接过女儿递过来的饼，慢慢地吃完了。

半个小时以后。

“丽云，我好饿啊，几点了，我要吃饭。”

“妈妈，咱们刚吃过午饭，你还吃了一个饼，怎么又要吃东西？”

“丽云你骗我，我好饿，我真的好饿啊。”

“妈妈不行，不能再吃了，中午吃了那么多排骨，又吃了一个饼，再吃会消化不良的。”

“你骗人，我要告诉丽芳，你不给我吃饭。”丽芳是陈阿姨的大女儿。

“不行，不要再吵了！你吃得太多了，不可

以再吃了！”丽云坚决不再给妈妈吃东西了。

陈阿姨的小女儿丽云讲，母亲是认知症患者，身体机能及记忆力受到了影响，一直和自己一起生活。这段时间母亲经常才吃完饭，没过一会儿就又吵着要吃的，有的时候拒绝了陈阿姨的要求后，她便觉得自己受了天大的委屈，有时会说女儿不孝顺，有时还会委屈地哭出来。丽云为此很头疼，不知道如何做才好。

问题简析

第一个案例中可以看到，养老机构的老年人对健康的追求是非常迫切的，他们愿意自主地做一些饮食上的改变来保持健康，达到未病先防，既病防变的目的。可是通常由于老人们对营养知识的不了解、接受信息的不全面以及轻易相信社会传言等原因，在饮食上往往存在一些错误的做法，比如案例中赵爷爷经常吃黑巧克力来预防心脑血管疾病和老年痴呆，以及其他老人深信不疑的“健康饮食传言”。

对于认知症老人而言，无论是在营养需求方面，还是在饮食结构方面，都与正常老人存在着一定的差异。合理的餐饮供给，不仅是良好生活的保证，也在一定程度上影响着疾病的发生与发展。那么，认知症老人应该吃什么，吃多少，吃什么更健康，成了所有认知症老人照护人员的困惑。

第二个案例描述了一位认知症老人在进食过程中出现的异常行为，这里主要体现的是贪食，这给家属的照护带来了一定的难度。除了贪食以外，认知症老人还可能会出现食欲减退、拒绝进食、进食非食品物品和藏匿食物等行为。认知症老人怎么吃，在进食中出现异常行为时该如何正确处理，是很多认知症家属和照护者关心的话题。

见招拆招

一、认知症老人的合理营养

本篇针对认知症老人特点提出的饮食建议，遵循了《中国居民膳食指南2016》（后续简称《膳食指南》）老年人膳食指南的原则，在此基础上适当补充对大脑有益的食物。

1. 认知症老人适合吃什么

（1）多样化饮食的重要性

已有研究显示地中海饮食可能对预防认知症有一定效果，也有研究表示某种食物对认知症的发生发展有相关的关系，但并没有研究确切证明，某一种食物对预防此病一定有效。所以，对健康老年人群或认知症老人来说，多样化膳食、均衡营养才是更需要关注的。

《膳食指南》建议，每天保证摄入12种以上的食物，每周25种以上（见表1）。

表1. 推荐摄入食物种类数

食物类别	平均每天种类数	每周至少品种数
谷、薯、杂豆类	3	5
蔬菜、水果类	4	10
禽、畜、鱼、蛋类	3	5
奶、大豆、坚果类	2	5
合计	12	25

（2）重要食物类别的膳食组成

①谷物、薯类、杂豆是基础

有很多老年人认为主食吃很少甚至不吃，就能够控制体重或者保持健康，这样是非常不健康的做法。不论是从维持健康体重，还是从预防代谢疾病的角度来看，对健康的中国人群来说，更适合相对高的碳水化合物和低脂肪膳食模式。

与精制米面相比，全谷物和杂豆可以提供更多的 B 族维生素、矿物质、膳食纤维等营养成分，薯类含有丰富的淀粉、膳食纤维以及多种维生素和矿物质，因此，每天建议摄入一定量的全谷物、薯类和杂豆。

②餐餐有蔬菜，天天有水果

蔬果不但天天不可少，在膳食结构中所占的比例也不能小。根据《膳食指南》的推荐，在一餐的食物中，蔬菜的重量应占 1/2；《加拿大 2019 年膳食指南》中也建议，蔬果类食物的数量应占到一餐饭量的一半，两者都突出了蔬菜水果在膳食结构中的重要性。

③多喝牛奶，多吃大豆

我国 60 岁及以上老年居民膳食钙摄入严重不足，大豆、奶类的摄入也处于较低水平。奶类是膳食钙和优质蛋白质的重要来源，鼓励奶类的摄入可大大提高对钙的摄入量。对老年人而言，补钙是一个长期且持续的事情，补钙的同时也要注意维生素 D 的补充。大豆富含脂肪、蛋白质和其他有益成分，建议经常吃豆制品。

④适量摄入肉和蛋

建议优先食用鱼类，尤其是深海鱼，脂肪含量较低且富含不饱和脂肪酸，继而选择家禽类，最后选择畜类的瘦肉，少吃肥肉。

蛋黄是蛋类中维生素和矿物质的重要集中部分，并且富含磷脂和胆碱，对健康有益，因此不应丢弃蛋黄。

⑤饮食清淡，多喝水

饮食清淡即少油少盐控糖。推荐饮水量每人每天 1500ml~1700ml。

2. 认知症老人吃多少

不论是年轻人还是老年人，一日三餐必不可少。对于认知症老人而言，可以根据实际情况适当的调整进食次数，但具体到每天吃多少，这个需要根据身体质量指数来判断。

身体质量指数（BMI）是用于评价人体整体营养状态的指标，它的计算公式如下：

$$BMI=\frac{w}{h^2}$$

w = 体重，单位：千克

h = 身高，单位：米

BMI= 身体质量指数，单位：千克／平方米

我国成人身体质量指数正常范围在 18.5~23.9 千克／平方米，对于老年人而言，从降低营养不良风险和死亡风险的角度考虑，老年人的身体质量指数应该不低于 20 千克／平

方米为好，最高不要超过 26.9 千克 / 平方米。

根据《膳食指南》的推荐，60 岁以上的老年人不同性别每日能量需要量为表 2 所示。如果身体质量指数小于 20 千克 / 平方米，则需要在这个基础上额外补充能量，适当运动；如果身体质量指数大于 26.9 千克 / 平方米，那么则需要在这个基础上减少能量摄入，并加入一定强度的运动量。

表 2. 中国居民膳食能量需要量（千卡 / 天）

年龄（岁）	男	女
50–64	2100	1750
65–79	2050	1700
80 以上	1900	1500

3. 对大脑“有益”的食物真的管用吗

案例一中提到的，有很多摄入椰子油、黑咖啡、鱼类、B 族维生素、绿茶、巧克力等食物可以延缓大脑功能衰退的传言，这些“神物”真的有这种功效吗？

（1）椰子油

在养老院里，有时会看到一些老年人用椰子油拌米饭吃，因为他们听说椰子油中所含的中链甘油三酯(MCTs)可以维持大脑功能，预防认知障碍。

椰子油中富含大量的中链脂肪酸(MCTs)，阿尔茨海默病患者的大脑使用葡萄糖的能力受损，MCTs在体内可以转化为酮体，酮体作为大脑的替代能源，可能可以弥补这种损害。一些实验室研究显示，MCTs可以改善脑细胞功能、预防阿尔茨海默病病理改变，增强老年动物的学习能力。但是，人体补充MCTs是否能够预防或延缓认知障碍的进展并不可知：有些实验样本量很小，有些则显示效果是短暂的。而且，实验中多是直接补充MCTs，而不是吃椰子油。

椰子油饱和脂肪含量高，因此，并不建议老年人每天吃。在正常膳食的情况下，也不建议额外服用 MCTs 补充剂。

（2）咖啡与咖啡因

一些研究表明，咖啡因能够降低阿尔茨海默病的患病风险，每天喝 1～2 杯咖啡的人，发生认知障碍的风险最低。但一些系统评价研究的结论并不一致：喝咖啡可能对大脑有益，也可能没效果。

另外，认知症患者大多存在睡眠问题，如果因为咖啡因的摄入影响了睡眠，则有可能对病情造成不利影响。

在不影响睡眠、饮用后没有心悸心慌等不良症状的情况下，老年人可每天饮用 1～2 杯咖啡，以黑咖啡为宜。

（3）鱼类和 DHA

DHA是神经细胞生长和维持功能的重要成分，也是大脑的重要构成成分。

一些观察性研究发现，每周吃鱼（膳食DHA的主要来源），或具有较高DHA水平的人，患认知障碍的风险较低；一些系统评价研究发现，在认知功能下降的早期阶段补充DHA，可能会有一些好处，但阿尔茨海默病患者可能不会从DHA补充剂中获益。

建议每周至少吃1次鱼，海鱼更好，也可以适当服用DHA补充剂。每天摄入0.25克～2克的DHA+EPA较为安全，不确定更高剂量是否会提供额外的益处。补充过多，可能会造成身体伤害，最有可能出现的是肠胃不适。

（4）B族维生素

B族维生素对细胞新陈代谢很重要，缺乏B族维生素可以直接导致认知损害。

补充B族维生素，虽然不会改善大多数成年人的认知水平，但可以保护高危人群的认知功能，还可延缓与认知症发生有密切关系的脑区的萎缩。

一项随机对照试验表明，补充B族维生素后，实验组的认知功能下降有所减缓。

B族维生素在食物中的来源很广泛，比如：谷物（非精制）、动物肝脏、牛奶、深色蔬菜。因此除每天正常膳食外，可额外口服补充B族维生素。如果消化功能很差，建议在指导下补充维生素B12。

(5) 绿茶

绿茶中含有多种可能有益于大脑健康的化合物，包括茶多酚、咖啡因、儿茶素等。

饮用绿茶可以降低患认知症的风险，每天饮用至少5杯绿茶的人患痴呆症的风险降低了

27%，饮茶也与中国老年人较好的语言流利度有关。

研究表明，适量、有规律地饮用绿茶是安全的（每天 3~5 杯，最高可达 1200 毫升／天）。考虑到绿茶可能会影响体内铁和叶酸的水平，可能会与其他药物发生相互作用，可能会影响睡眠，建议可在每天上午饮用淡绿茶 3~5 杯，避免与药物同时摄入。

（6）可可

可可豆富含黄烷醇，黄烷醇是一种有利于健康的植物化学物质，它可以防止氧化应激和其他类型的损害，过量摄入则有肝毒性。

可可和黄烷醇对心血管疾病有益处，这可能间接地影响了认知功能的下降和痴呆的发生，可能会稍微改善认知功能。

巧克力以可可豆为原料，制作过程中会降

低黄烷醇的含量，通过摄入巧克力来补充黄烷醇，达到黄烷醇的有效摄入量，并不是一个好方法。同时，巧克力往往含有的热量较高，这可能会导致体重增加。

总而言之，如果为了解馋适量摄入巧克力无妨，但如果为了预防认知功能减退或认知症的发生而大量摄入巧克力，是不推荐的。

以上，我们给出了认知症老人饮食建议的原则，也根据研究剖析了日常生活中听到对认知功能“有益”的食物是否真的有效，并给出相应建议。

二、认知症老人的友好化饮食

随着年龄的增加，老年人器官出现不同程度的退化，视、嗅、味觉等感官功能减退、基础代谢减慢、消化功能退化，这些会直接影响老年人摄取、消化和吸收食物的能力，也会影响老年人对食物需求量的改变。

对于认知症老人来说，不单会出现健康老年人都存在的问题，也会出现一些其他方面的进食问题，比如对食物的处理能力减弱、吞咽功能障碍、存在一些异常进食行为等。

1．食物性状

不少老年人都会存在牙齿缺损、消化液分泌减弱和胃肠蠕动减弱等问题，容易出现食欲下降、早饱和消化不良的现象。因此，要尽可能选择软质食物进行餐食的制作，根茎类的包括南瓜、马铃薯、地瓜；禽畜鱼蛋类包括鸡蛋、鱼肉、鸡肉、二次绞打的细绞猪肉；蔬菜类可以选择嫩叶、瓜类或者菇类；水果可以选择软质地的水果，如葡萄、草莓、木瓜、香蕉等。应做到食物细软、色彩明亮，少量多餐。

（1）将食物切小、切碎，延长烹调时间，

多采用炖、煮、蒸、烩、焖、烧等烹调方法。

（2）肉类食物可以切成肉丝或肉片后烹饪，也可以剁碎成肉糜制作成肉丸，鱼虾类可以做成片、丸、羹等形式，但要去骨去刺。

（3）坚果、杂粮等坚硬食物可以碾碎成粉末或细小颗粒食用。

（4）质地较硬难以咀嚼下咽的水果或蔬菜可以切成小段或小块食用，亦或粉碎榨汁食用。

（5）尽可能选择色彩丰富的食物来刺激老人食欲，比如南瓜、绿色蔬菜、黑芝麻等。

2. 进食中的异常行为

第二个案例中，陈阿姨表现出来的是贪食，除此以外，认知症老人还可能会没食欲，表现出拒食、异食和藏食等症状。表 3 列出了认知症老人在进食过程中，出现不同异常行为时的应对方法。

表 3. 进食中的异常行为症状和应对方法

症状	应对方法
没食欲	1. 制作老人喜爱的食物，变化不同的餐点 2. 适当增加老人运动量 3. 陪伴鼓励进食，或外出与亲朋好友共同用餐 4. 不必考虑太多的饮食限制或要求均衡饮食 5. 如果还是进食量过少，可以尝试少量多餐
拒食	1. 查明是否存在牙齿口腔问题造成的咀嚼不适，是否存在积食或便秘问题 2. 了解是否因情绪问题导致的拒食情绪，避免产生冲突 3. 适当增加老人运动量 4. 准备老人喜爱的食物，并尝试引导食用 5. 准备方便使用的餐具或徒手可抓的食物
贪食	1. 避免发生直接冲突 2. 给予简单的水果和轻食 3. 将完整的餐食分成小份，以少量多餐的方式给予 4. 多多陪伴，转移注意力
进食非食品物品	1. 定期清理厨房或冰箱中不能直接食用的食物 2. 将异常物体妥善收纳至老人无法取出的抽屉柜子中，避免老人直接看到 3. 多多留意老人的行为举止，避免产生误食的危险

续表

症状	应对方法
藏匿食物	1. 试图了解老人藏食的原因 2. 将食物收纳至老人不可直接看到的地方 3. 在进餐时多多留意老人举止

3. 进餐环境

认知症老人认知功能下降，情绪敏感，外界环境会干扰或影响老人的进餐状态，因此，保证一个舒适安静的进餐环境对于认知症老人来说格外重要。

（1）选择简易的餐具

在餐具的选择方面，使用颜色鲜明、容易与餐桌或桌布分辨出来的餐具，餐具数量尽可能的简洁，便于使用。比如一个较大的碗和一个汤勺。

（2）选择合适的桌椅

选择高矮合适的桌椅，并且椅子要有靠背，让老人保持臀部坐满、脚跟着地、身体微微前倾的状态，这样的身姿有助于预防进食过程中发生呛咳。

（3）制造舒适的环境

尝试营造宁静的餐饮环境，减少分心的因素，可尝试播放柔和的音乐，尽量有家人或朋友陪伴进餐，营造安心轻松的进食氛围，促进老人食欲。

画龙点睛

1．吃什么——认知症老人需要合理营养

第一，最重要的是保证饮食的多样性，均衡营养；

第二，根据个人 BMI 指数来确定适当的进食量；

第三，在保证饮食多样性的基础上，选择适合认知症老人的、对大脑有益的食物。

2．怎么吃——认知症老人友好化饮食

首先，需要保证食物能够被认知症老人所食用，应做到食物细软、色彩明亮，少量多餐；

其次，进食过程中，认知症老人可能会出现没食欲、拒食、贪食、异食、藏食等症状，需针对不同症状采取不同应对方式；

最后，营造一个友好、舒适的进食环境。

第七章

不可小觑的环境安全

—— 居家环境安全

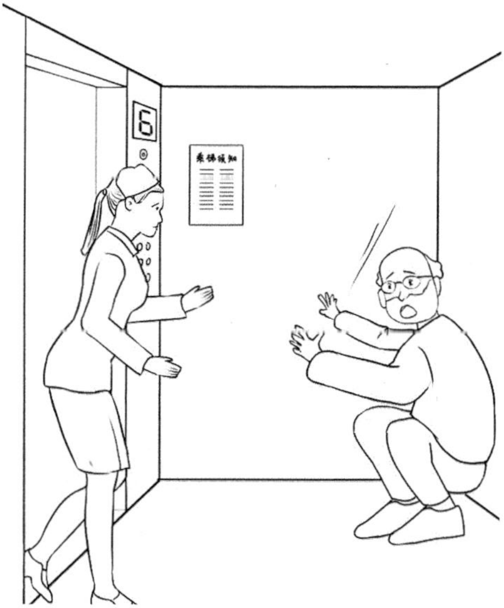

炎热的夏季里，认知症专区里迎来了一位华爷爷。

华爷爷于2010年被诊断为阿尔茨海默病，一直遵循医嘱，口服相关药物进行规律治疗。

爷爷今年75岁，在认知症专区里算是位“年轻爷爷”，由于疾病的影响，他的记忆力非常差，已经不认识自己家人了，经常把女儿当成妹妹。华爷爷在家居住的时候，经常磕磕碰碰，身上多处瘀青，而且，华爷爷腿脚灵活，曾多次走丢，家人对此很是紧张。家人发现，华爷爷在家居住生活的风险越来越高，所以在多番对比之后，决定把爷爷送到了认知症专区中来。专区中的环境经过认知症友好化改造，配置多学科功能室（社工、心理、康复、照护等），将不同的非药物干预融入到生活情境中。在这里，不仅可以最大限度降低老人的生活风险，还可以接受非药物干预相关训练。

经入院综合评估了解到，爷爷身体不错，能吃能喝，走起路来虎虎生风，就是交流起来有点费劲儿。爷爷过去是一名军人，待人彬彬有礼，处事干净利落，可现在却“性情大变”，平日里不修边幅，脾气也变得暴躁易怒。

在对华爷爷的居家环境进行专项评估时，家属最关心的磕碰问题，也找到了答案。原来，由于家里是大理石地面，爷爷患认知症后，视空间出现了问题，大理石反光，看不清地面导致容易跌倒。另外，家里的布置较为繁琐，客厅里放着沙发、茶几、杂乱的报架，甚至还有几盆大型的绿植，地面上还有几块零散的地毯。这样的居家环境对于认知症老人来说，隐藏的风险是十分多的。

刚入住专区时，华爷爷就不断出现状况。

经常因为房间的问题大发雷霆，说那不是自己的家，不能随便进去；晚上不睡觉，半夜起床闹腾，并时不时地叫喊两声；白天和晚上均出现了尿裤子和尿床的现象。专区里的工作人员都是经过认知症专业培训的护理员和社工，通过与爷爷的日常交流，结合专业判断，逐渐摸清了爷爷的小脾气，也了解了爷爷的性格、习惯和喜好，做事都尽量顺着他。日常生活逐渐步入正轨，爷爷每天都过得很开心，还经常边走边哼着小曲儿。

但突发情况还是时有发生。这天下午，专区里安安静静的，大部分认知症老人都像往常一样，看电视、遛弯或在做认知训练。忽然，楼层大厅的位置传来了华爷爷暴怒的声音：

“你干什么？”“不要拉我！”“救命！”

听到这一声比一声高的“控诉”声，工作

人员急忙赶到大厅，同时，大家也被眼前的一幕搞得一头雾水：

华爷爷躲在每天都乘坐的电梯里，后背抵着电梯角落，双手扒着电梯墙面，半蹲着，做出防御姿态，不肯出来。专区护理员则站在电梯门外，呈现出保护的姿势。

电梯工作人员正在给爷爷解释："爷爷，到6层了，你该下电梯了！"电梯工作人员一边说着一边去拽爷爷的胳膊。爷爷大声地喊叫着甩开了她的手："不要碰我，男女授受不亲！走开！"

"华爷爷，我们来接您，跟我们回去吧。"专区护理员说道。

"不要！"华爷爷又往电梯的角落里缩了缩，大家站在电梯外面，观察着华爷爷，发现他似乎在害怕着什么，右脚向前探了探，又飞快地缩了回去。

爷爷在害怕什么呢？大厅里空荡荡的，只有夏日的斜阳照射在大理石地面上，反射出刺眼的光芒。

会不会是因为爷爷患了认知症后，视空间能力减退了，他看到的事物和我们看到的不一样，他觉得眼前的地面有危险？结合华爷爷曾在家里多次跌倒、磕碰，工作人员渐渐明白了。

工作人员站在大厅的地面上跳了两下、跑了两圈，“爷爷，您看，这里没有问题，很安全！”通过工作人员的“以身试险”，爷爷警惕的神情出现了松动，他向前试探着走了两步又停下了。这时，护理主管走进了电梯里，“爷爷，您看，都是安全的，咱们一起列队走回去吧！”“立正，齐步走！一二一，一二一！”，听到这熟悉的口令声，爷爷马上和我们站成了一列纵队，迈着整齐的步伐从电梯里走了出来，走回了自己的房间。

记忆的丧失就像脑中有块橡皮擦，一点一点擦去老人的远期记忆、中期记忆、近期记忆，在这个过程中我们会看到认知症老人的认知能力逐渐衰退，慢慢退回到小孩子的状态，一些行为表现也会像孩童一般，比较“幼稚”“任性”。同时，随着病情的不断发展，老人的视觉空间能力也逐渐减退，他看到的事物可能和我们看到的并不一样，会出现变形，甚至残缺，如平地看成洼地，正常的墙面看成扭曲的墙面，相近的颜色会发生混淆等等，导致无法判断眼前的事物是否安全。所以，不论是养老机构还是认知症老人的居家环境安全，都应该引起足够的重视。

问题简析

1. 环境陌生，不愿意进房间

由于疾病原因，华爷爷的记忆力已经变得很差。初来乍到，他看到的养老机构是一个非常陌生的生活环境，周围邻居都是陌生人，这里不是他记忆中的家。对于认知症老人来说，任何环境的改变都是相当困难的，他们需要比常人更长的时间去适应和接受，在这段时间里，他们会因焦虑不安而经常发脾气。所以，在入住初期，大家会经常听到华爷爷不睡觉、大喊大叫、发脾气等举动。

2. 由于不熟悉新家，无法辨别卫生间的位置

华爷爷在入住初期多次出现尿裤子和尿床现象，但在老人家中居住时并未出现过此类情

况。专区护理人员通过细致观察，结合专业判断，排除了尿路感染等疾病原因，并多次发现爷爷在排尿前来回踱步，表情怪异，由于认知症会导致定向功能障碍，所以考虑出现此类情况的原因是华爷爷无法准确找到卫生间。

3. 活动能力强，走失风险极大

华爷爷虽存在记忆力、定向力障碍，但腿脚却十分灵便。在家住的时候曾经多次发生走失，且华爷爷喜欢一个人散步，拒绝有人在旁陪同，新入住到养老机构这个陌生的环境中，华爷爷再次走失的风险极大。因此，如何有效避免走失至关重要。

4. 居家环境设置不合理，导致华爷爷跌倒风险高

华爷爷在家时经常出现跌倒、磕碰的情况，后经居家环境专项评估，专业人员发现了

许多认知症老人居住的高风险因素。首先，大理石瓷砖地面防滑效果欠佳、易反光，容易对华爷爷本就退化的视觉功能产生强干扰；其次，客厅的物品过于繁杂，大型的绿植、杂乱的报架、小块的地毯等障碍物较多，没有足够的活动空间，不利于华爷爷行走。

5. 视空间能力减退，易发生风险

随着疾病的不断发展，华爷爷的视觉空间功能也逐渐减退，视觉认识物体在空间内的各种特性变得尤为困难，具体表现为物与物之间的方位关系、物与观察者的空间关系、景物之间的方位关系等，以及不能快速适应光线强弱变化、焦距远近调整，不能正确分辨三维层面上的差别等。这些变化均会导致华爷爷无法正确判断环境是否安全，尤其在陌生的环境中，视觉的变化还可以导致认知症老人出现困惑和惊慌，容易诱发精神行为问题。

见招拆招

1. 投其所好，根据老人习惯调整房间布置，营造熟悉的氛围

每一位老人都是一个独立的个体，有着自己独特的成长背景、生命历程、价值观等。对待认知症老人，需要了解他（她）的人生经历、习惯、喜好、性格等，投其所好，尊重并理解他因疾病而产生的各种变化，接纳他（她）现在的样子。

为了缩短华爷爷入住机构后的适应时间，减少焦虑感，我们可以先把老人喜欢的随身物品摆放在新环境中，并且尽量按照老人喜欢和习惯的方式进行摆放，例如：用他以前喜欢的被子、枕头、床单，仿照家具摆放的位置等

等。爷爷刚入住的时候每天晚上不肯睡觉，后来家属把以前总放在床头的军帽拿过来放在了原来的位置，爷爷的睡眠问题逐渐得到了改善。

2. 带领老人积极参与集体活动，营造温馨的邻里关系

完全陌生的邻居们让华爷爷无所适从，寂寞、焦虑加重了他的暴躁，可尝试把华爷爷主动介绍给周围的邻居、专区的工作人员，帮助他建立一个有共同话题的朋友圈，把华爷爷的故事、爱好分享给大家，鼓励华爷爷参加机构的社工活动，增进彼此了解，让华爷爷感到被尊重、被重视，缩短他的适应期。

3. 加强环境管理，有效防范走失

入住后，通过对华爷爷的评估发现其生活基本自理，行走自如，活动能力较强，且外出散步时拒绝有人陪同，曾经有走丢史，走失风

险非常高。针对这一问题，工作人员应从以下几方面进行安全管理：

（1）对专区环境进行认知症友好化改造。华爷爷入住的认知症专区这方面做得较好，环境设计融入了认知训练的相关元素，如专区的路面均有明显标识，方便定向力障碍的认知症老人更好地找到房间、厕所、洗浴间等位置；房间门口有老人熟悉的物品装饰，使老人更容易找到自己的家；每个安全出口都进行了特殊装饰，使其与周围环境融入一体，从而弱化安全出口的提示作用，减少老人外出的意愿等。

（2）确保满足华爷爷的基本生活需求，时刻关注进食与饮水情况，避免将华爷爷一个人锁在房间里。

（3）为华爷爷佩戴装有 GPS 定位的装置或防走失卡，卡片上注明华爷爷的姓名、所在楼区、房间号、联系电话等信息。

(4) 保证外出散步时有人陪同，通过沟通，工作人员了解了华爷爷拒绝陪伴的原因，采取华爷爷能够接受的陪伴方式，确保他的安全。

4. 做好日常居住环境安全管理

由于疾病的影响，华爷爷的判断力、理解力、视空间能力及身体机能等都在不断衰退，日常生活中华爷爷可能需要面对一系列的安全隐患，如意外跌倒、烫伤、走失等，因此，营造一个安全而人性化的居住环境是第一要务。

画龙点睛

一、认知症老人居住的环境标准

环境对认知症老人来说十分重要，适宜的环境可以帮助认知症老人促进机能运用、提供补偿支持、延缓能力衰退，同时能够满足身心需求，提升生活质量，减少精神行为症状。

那么，什么样的环境对认知症老人才是适宜的呢?

（1）适宜的环境要最大限度降低居住者的各方面风险，使居住老人、员工的安全感最大化。

（2）适宜的环境要能够加强感知觉与时空导向，让居住老人能够对机构环境的空间性、社会性、时间性有清晰的辨识。

（3）适宜的环境要能够支持身体机能发挥，空间环境和护理策略都为居住老人使用或练习使用生活所必需的技能提供支持，包括日常生活活动（行动、洗漱、洗澡、如厕、饮食），也包括其他自主的活动。

（4）适宜的环境要能够促进居住老人在公

共空间中开展社交活动。

（5）适宜的环境要能够确保私密性，减少来自大空间的噪音等各方面干扰。

（6）适宜的环境要能够为居住老人提供自我控制的机会，行使个人的偏好、选择，发挥主观能动性，决定何时做什么事。

（7）适宜的环境要能够为居住老人提供相应的环境刺激。

（8）适宜的环境要能够为居住老人提供一定的生活延续性，使老人通过现在的居住环境与以往居住环境的联系，感受过去的自己和现在的自己的联系。

二、认知症老人居住的环境安全

了解适合认知症老人居住的环境标准过后，重点是我们应如何在日常生活中做好居住环境安全管理呢？为方便大家理解，我们将各个功能区该如何有效管理做了整理。

1. 客厅与卧室

（1）重视居住、护理空间的私密性及个体化布置，可以保留、展现个人物品。地面要确保平整、防滑、防眩光、无高差，不要放置可能会绊脚的地毯、地垫、矮凳、大型盆栽等物品。

（2）居室内的家具应精简并固定位置，保证认知症老人有足够的活动空间，方便老人自如地使用手杖、助行器或轮椅。

（3）家具外凸锐角应安装防撞护角，或者改成圆钝角。

（4）为了方便认知症老人起夜，在居室内、洗手间及走廊安装夜灯或自动感应灯。

（5）根据认知症老人的具体需要调整床的高度，避免认知症老人因坠床而受伤。

（6）单人床最好三面临空放置，方便认知症老人上下床，也便于认知症老人整理床铺。

（7）床头板和床尾板高低应该根据认知症老人的身高做调整，转角圆润，便于认知症老人撑扶。

（8）床头和床身的颜色要和周围有明显的区别，帮助认知症老人找到床的位置。

2. 卫生间

（1）卫生间的门和相邻的居室墙面颜色要有明显的区分，在门外侧悬挂或张贴醒目的、多种形式（比如文字和图形）并用的标识，帮助认知症老人及时辨别并找到卫生间。

（2）马桶颜色应与相邻地面、墙面及马桶座圈形成鲜明的对比，以强化视觉刺激。

（3）卫生间内的镜子应能够方便地遮挡或者移走，以防认知症老人看到镜中的影像而受惊。

（4）在马桶旁边安装稳固的扶手和厕纸卷筒。扶手和卷筒应安装在认知症老人伸手可及的位置，颜色应与背景环境形成鲜明的对比。

（5）卫生间地面应平整、防滑、下水良好，淋浴区域要固定防滑垫。

（6）卫生间门口的高台或过门石很容易绊倒老人，也会妨碍轮椅的进出，应尽量消除。

（7）洗浴空间尺度应方便老人动作的伸展，并预留照料者的操作空间。

3. 餐厅

（1）餐桌的桌面应尽量避免产生倒影和反光，建议在玻璃桌面上铺设纯色的哑光桌布。

（2）餐桌布置应使用对比色调（比如，原木色的桌子上摆放绿色的餐垫，配上白色的碗和盘子），便于老人分辨餐桌、餐具和食物。

（3）餐椅应稳定结实，附带前椅脚滑轮，餐椅色调应与地面形成对比。

（4）餐具应选用便于老人持握的不锈钢、硅胶或塑料制品，避免陶瓷等易碎品，并尽量选择不同颜色加以区分。

4．厨房

（1）光照充足且均匀，操作台上面加装聚光灯，避免眩光或阴影，便于认知症老人看清操作的器具和食材。

（2）餐具、厨具、洗涤用品应妥善放置在带锁的橱柜里，将洗涤剂、洁厕剂、洗衣液、漂白剂以及所有的药品清楚标明，并分开存放。

（3）地面平整防滑，无高差、无凹凸花纹，便于清洁。

（4）每次使用完毕，应仔细清理烹饪区，把周围溅出的油脂和液体擦洗干净，切断燃气和不必要的电源。

（5）注重安全防护，配备必要的安全装置，比如无线烟雾探测器、燃气报警器、灭火装置，防溢水的水槽防护设备等。

5. 走廊

（1）简洁的空间布局。简单明晰的路径形态，支持认知症老人自主空间定向；回游动线满足部分认知症老人徘徊的需求；减少岔路口、拐角，尽可能减轻认知症老人的选择负担。

（2）出入口隐蔽化。不希望认知症老人进出的门（电梯、楼梯、管道间门）宜采用与墙面一致的色彩，避免误开。

（3）自然光线充足，让认知症老人感知到时间变化、天气变化。

（4）地面要确保平整、防滑、防眩光、无高差，通过色彩设计促进空间认知：墙、地、顶等界面对比明晰。

（5）房间入口设置记忆箱（框），突出希望认知症老人识别的空间要素（门、家具等）。

（6）公共活动区域设计为小规模、易掌控的空间，桌椅等休闲类家具的摆放应适合 2~4 人的面对面、近距离交流，避免设置将大量座椅并排布置，造成“排排坐”的现象。

以适宜的空间尺度与家具布置，引导、激发认知症老人的自主社交活动。

第八章

认知症家属的辛酸

—— 照料者情绪管理与压力调适

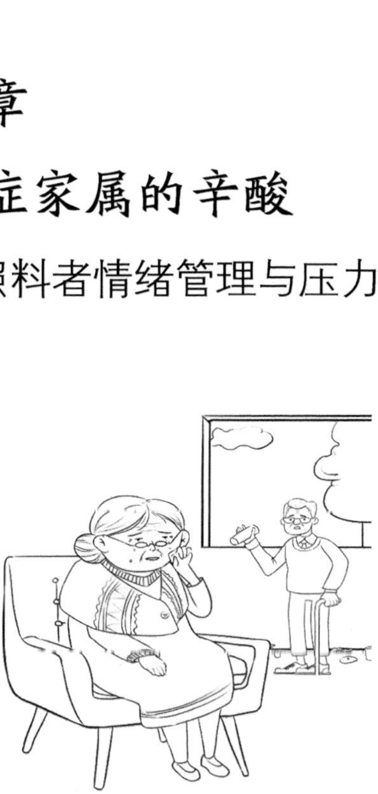

“人生不如意十之八九”，在漫长的人生旅途中，每个人都会面对来自多方面的压力，产生不同程度的情绪问题，但并不是每个人都能做到有效管理情绪问题，妥善排解精神压力。事实是，不论人是否能积极应对，压力都会无可避免地伴随人的一生，因为压力对于每个生命来说必不可少。

认知症的家庭照护者，就是这样一个长期与压力共处的群体。他们中有的是与认知症老人相伴相守的爱人，有的是中年不惑的儿女，也有少部分是体弱年迈的父母。照护者们的故事虽然不尽相同，但他们却都面临着雷同的窘境——巨大的压力和难以排解的不良情绪，他们生活的一点一滴都诉说着认知症家属的困惑，展现着人间的喜怒哀乐。

宋阿姨，76 岁，翻译，患有糖尿病，有一个儿子在国外工作，独自照顾80岁的认知症老伴儿近十年。回顾相濡以沫这数十年，阿姨感慨万分。老伴年轻时，也是一位风度翩翩的翻译官，两个人因工作结缘，一直十分恩爱。但自从老伴被确诊为认知症开始，一切都变了，儿子在国外，老伴又离不开人，宋阿姨只能全职照顾老伴。

随着疾病的不断发展，老伴精神行为异常愈加明显，确诊5年后，宋阿姨一人照料困难，就选择了一家养老机构。陪着老伴住进养老机构后，有护理员的帮忙，宋阿姨的日常照料负担有所减轻，但老伴的一些“糊涂”行为，却让宋阿姨常常情绪崩溃。

由于认知功能损害，老伴已经完全不认得宋阿姨了，见了宋阿姨就叫妈，大庭广众之下，阿姨觉得非常丢人，特别想找个地洞钻进去。有一次，老伴拉着一位年轻女护理员说要跟她结婚，还对宋阿姨说："妈，我要跟她结婚！"阿姨当即觉得恼怒不堪，恶狠狠地瞪着老伴，一面使劲把老伴的手拉开，用嫌弃和愤怒的语气凶他："哎呀，你说啥呢，结什么婚啊！你别老不正经的了！也不嫌丢人，人家还是小姑娘呢，丢死人了！"一面抬起头恳切地跟护理员道歉："姑娘，对不起，对不起，真是对不起啊，你看这多不好意思啊！"

宋阿姨是一个心气比较高的人，自己跟老伴以前都是优秀的翻译官，难以接受老伴这样的状态。因为这类事情，宋阿姨非常急躁，纠正了老伴无数遍，特别想让他变得正常起来。可当一次次试图改变都不起作用时，宋阿姨十分痛苦，对老伴也越来越没有耐心。了解到宋阿姨的困惑，机构里的医生护士为宋阿姨普及了认知症相关知识，阿姨也对疾病特点有了一些了解，慢慢地，能够理解老伴的一些“出格”做法是疾病所致，不再用正常的道德评价标准去看待老伴，心理压力小了很多。

后来，认知症严重影响了老伴的语言功能，逐渐失语，很多意思没有办法准确表达，比如想吃什么，拿什么，只能靠阿姨猜测，为此，宋阿姨曾让老伴进行过言语康复训练，但效果并不好。两个人经常因为沟通不畅而发生矛盾，为此，老伴经常发脾气、摔东西，偶尔也会踢打她，宋阿姨经常会一个人偷偷流眼泪。现在老两口每天在猜测中尝试，在争吵中陪伴，宋阿姨挂在嘴边的一句话是：“过一天，算一天吧！”

十年过去了，尽管压力重重，但夫妻俩从没分开过，宋阿姨说：“我的生活里没有我，只有我们。”现在老伴的情况一天天加重，需要全天候的陪伴和照顾，可是最近一个月，宋阿姨的糖尿病变得严重了，视力受到了一些影响，睡眠质量差，夜里总是早醒，白天还要照顾老伴，整个人看上去非常疲惫。

宋阿姨带老伴去医院开药的时候，十分焦虑，不断地跟医生叙说病情，问问题，好像又不是真的想问问题，说着说着就哭起来了，努力想控制情绪，却始终控制不住，一边担心老伴的病情会突然恶化，一边担心自己的身体出问题，无法继续照料老伴。她说道：“他离不了人，非得我陪着，不然就着急，不停地找。我现在也七十多岁了，特别害怕生病，孩子不在身边，我要病倒了，老伴没人照顾了，他自己一个人没法生活，不知道吃，不知道喝，更不知道上厕所，动不动就弄脏了，得赶快清理才行。我动不了了，很难再找到一个能像我这样照顾他的人。”

问题简析

通过宋阿姨的案例，我们不难看出，宋阿姨长时间处在高压、且不良情绪较为突出的境地。梳理其在照护过程中面临的主要问题有：

1. 认知症老人的“异常行为”带来的负性情绪和精神压力

目前，对于家庭照护者而言，接受家人患有认知症的事实需要一定的时间，可能在还没有完全接受的时候，家人的病情已经开始恶化，比如出现了精神与行为异常。宋阿姨对老伴病后各项功能的变化缺乏科学认识，仍然以正常人的标准来要求老伴，继而产生了很深的迷惑和耻感，对老伴由疾病引发的各种行为均不接纳，导致在老伴叫她妈的时候、想跟护理员结婚的时候持续出现强烈的负性情绪——非常气愤和恼怒，还有极其希望改变却又无法改变的无力感。

2. 与认知症老人的沟通问题带来的精神压力和心理痛苦

由于老伴在疾病发展过程中出现了语言表达受限的症状，无法用言语表达自己的意思，这给宋阿姨的照护带来了很大的阻碍，无法进行有效的沟通，只能凭着自己的经验和老伴的只言片语猜测，不可避免地经常会出错。没有与认知症老人沟通的专业技巧指导，宋阿姨不得其法，照护时，面对无法正常表达需求的老伴，很容易造成老伴的激烈反抗，甚至用攻击性的行为表达愤怒。长此以往，宋阿姨一肚子委屈，自己尽心尽力地照顾老伴，没有功劳也有苦劳，就这样却还不被理解，遭受踢打，所以，委屈、难过和失望的情绪始终伴随着她。

3. 照护负担沉重和自己身心受限导致的心理耗竭感

随着宋阿姨年纪增长，躯体疾病多发，尤其视力产生问题，这将直接导致照料能力降低或丧失，加之老伴疾病的不断发展，照料负担愈加繁重，阿姨照料老伴的胜任感和效能感急剧降低，导致阿姨出现对自己和老伴未来生活的强烈担忧，甚至出现了一些抑郁状态表现，整个人看上去非常疲惫，睡眠质量差，早醒，控制不住地哭起来等等。

见招拆招

1. 深入了解疾病知识，改变对“异常行为”的解读方式宋阿姨持续出现强烈负性情绪的主要原因是，在她看来，老伴还是那个儒雅的翻译官，如此优秀的男人再怎样也不能做出这么不合伦理的事情，且屡教不改，她为病后丈夫的所作所为感到羞耻，她依然用正常的道德标准评价老伴。让宋阿姨与内心那个深爱的优秀丈夫告别，接受和面对现实中这个如此糟糕，让自己丢脸的“陌生男人”，是非常不易的，她需要时间。因此，了解老伴疾病发展的特征和表现，调整自己对他行为的认知方式，理解其行为是由疾病导致的非自主行为，将有助于宋阿姨减少恼怒、羞愧等负性情绪，降低心理压力。

在此，可以使用心理学上的情绪 ABC 理论来进行自我认知调节，该理论是由美国心理学家埃利斯创建，A 表示诱发事件；B 表示个体针对此诱发事件产生的一些信念，即对这件事的看法、解释和评价；C 表示个体产生的情绪和行为结果。通常人们会认为诱发事件 A 直接导致人的情绪和行为结果 C，发生了什么事就引起了什么情绪体验。然而，同一件事，人们的看法不同，情绪体验和行为方式也不同。对宋阿姨来说，如果认为老伴的异常行为是正常情况下违反伦理道德的，那么就会产生恼怒、气愤等负性情绪，同时会不断地去纠正。如果对这些异常行为的解读是疾病所致的正常表现，宋阿姨就不会那么生气，行为上会给予更多理解。

2. 及时进行有效的情绪管理，提高应对生活困苦的信心

沟通不畅对照护者与患者的关系产生巨大的破坏作用，“你站在我面前，我却不知道你想要什么”的状态，很容易让彼此产生愤怒、

烦躁、着急、焦虑等负性情绪。本案例中，老伴努力表达却无法被对方理解的时候，容易产生强烈的愤怒，并通过发脾气、摔东西、踢打宋阿姨等危险行为来表达情绪。宋阿姨每天面对这个无解的难题，渐渐出现一些“习得性无助”的表现。一方面，阿姨需要定期通过转移注意力进行情绪调节，及时进行负性情绪的觉察和宣泄；另一方面，及时进行自我效能的提升，即提高应对生活困苦的信心。沟通技巧方面，可参考本书第四章的内容。

(1) 转移注意力

转移注意力是一种有效的情绪调节方式，可以在现实中做一些能够产生宁静、希望、愉悦、感动等积极情绪体验的事情，如种植花草或农作物、照顾宠物、制作手工、运动锻炼、欣赏或创作文艺作品。也可以通过想象和回忆过去美好的经历再度引发曾有的积极情感体验。以制作“积极情绪档案袋”为例，注意收集能够引发积极情绪的物品，如照片、记录本、荣誉书、有意义的礼品等，将这些物品一起装入积极情绪档案袋，在需要的时候取出，以便重新体验到曾经感受过的积极情绪。

（2）宣泄负性情绪

宣泄负性情绪的方法有很多，在不同的环境下，不同方法的有效性因人而异，在此列举几种常用的积极方式（不限于此），每位照护者可挑选适合自身的方式使用：述说，用充裕的时间向信任的他人倾诉内心的体验；哭泣，在安全独立的空间里自由哭泣，流出眼泪；喊唱，在不打扰别人的情况下喊唱出能表达当时情绪的声音或歌曲；书画，把内心的情绪体验用文字或图画记录下来；运动，在户外进行行走、跳跃、奔跑等运动，消耗体能的同时，宣泄情绪。宋阿姨喜欢跟人聊天，可以多与信任的他人沟通和交流，讲述自己照护过程中的艰辛和苦闷。

（3）提升自我效能感

一方面，需要照护者有意识地提高照护者获益感，即照护者的角色给自身带来的积极方面的体验，如记录照护家人给自己带来的收获，对自己的积极影响等；另一方面，需要照护者坚信每个人都是应对自己生命问题的主人和专家，定期自我肯定、自我悦纳，发现自身的独特和优势，如以“我最欣赏自己的×××”为模板创作10个句子，可以写下来或者说出来。通过在思考和呈现的过程中记录和回顾照护角色的积极作用以及自己成功和自豪的经历，分别总结照护角色带来的和自身已有的应对现实生活的优秀品质和有效方法，汲取角色和生命经历的资源和力量，滋养当下困境中的自我。

3. 关注自我身心健康，积极寻求外部支持

宋阿姨目前产生的焦虑和抑郁情绪，主要源于自己身体机能下降而引发对自己和老伴未来生活的担心和焦虑，自己想要照顾老伴终老的期待可能无法实现的失望和自责，以及在长期独自照料过程中产生的负性情绪没有进行及时有效的宣泄和处理，压力感日积月累，不断压抑，致使宋阿姨出现了焦虑和抑郁的表现。一方面，阿姨需要关注自己的身体和心理健康，必要时在医生的建议下进行药物治疗和心理咨询，缓解精神压力，保持心态平衡，时刻谨记照顾好自己是前提，否则自己都需被照料时，老伴更加无人照料；另一方面，与家人取

得联系寻求支持，共同商讨度过目前困境的近期解决方案和长期应对计划。

（1）照护者做好自身心理调节

除了身体健康，心理状况也不容忽视。日复一日持续不断的体力和心理付出，消耗着宋阿姨的热情、耐心和心理能量，任何的挫折和困难都可能导致其濒临心身耗竭的边缘却无法察觉。在保证躯体健康的情况下，进行自我心理照料，学习腹式呼吸、想象式放松等自我放松的方法，进行正念减压疗法的冥想练习，关注和接纳每时每刻进入头脑中的想法、感受、体验等，都能够帮助照护者更好地进行自我认识和自我觉察，以便进行及时有效的应对。

（2）照护者需要积极寻求外部支持

面临现实的多重困境，仅通过照护者单方面的努力是无法全面有效进行解决的，在这个过程中照护者需要积极寻求外部的支持。疾病就医方面，可以寻求医生的意见和建议；照护方法方面，可以向护士和有经验的照护者学习照护技巧；经济困难方面，可以向所在社区或民政部门寻求支持；照护人员方面，可以与家庭成员协商或与家政公司、养老机构等联系。对照护者而言，通过积极的社会支持可以丰富知识储备，提升求助动机，增强照护信心。因此，对认知症照护涉及的相关资源进行寻找、收集和充分使用，也是照护者应对压力的重要有效途径之一。

画龙点睛

1. 照护者应尽早全面地了解疾病的发生、发展等相关知识，为应对疾病带来的生活变化和心理变化做好储备。

2. 长期照料患者容易带来诸多负性情绪，且无力感强，需要定期进行情绪调节和宣泄，同时注意自我效能感的提升。

3. 在照料亲属的同时一定要做好自我的身体和心理照料，必要的时候需要针对不良的心理状态接受个体（团体）心理咨询或治疗。

4. 为保障自身和认知症老人的利益，适当寻求亲友、社会机构的支持。

第九章

赵阿姨的坎坷“就诊”路

—— 规范的就医流程

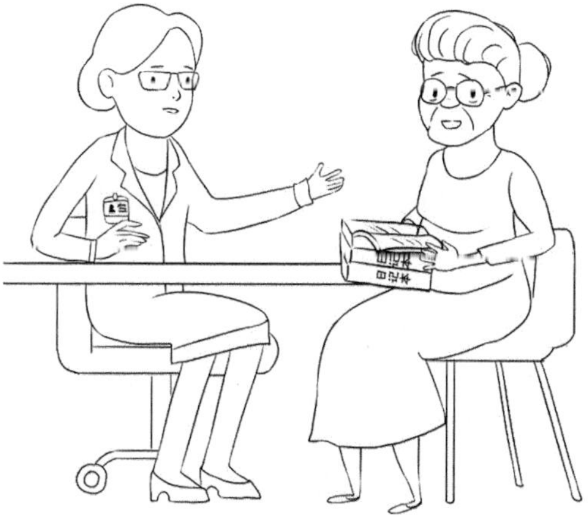

自从老王被诊断为认知症以来，老伴儿赵阿姨的日常工作就又多了一项，那就是定期往返于医院陪老王复诊取药。前一段时间，赵阿姨很是郁闷，因为她越来越不知道该如何与医生进行沟通了。

究竟发生了什么事呢？这还要从赵阿姨第一次带老王就诊说起。

当医生问到老王就诊的原因时，赵阿姨答是因为老王总记不得把东西放哪儿了，还总是因为这些小事和她吵架，居委会的街坊建议她带老王来医院看看。

当医生问到老王这样的情况是从何时开始时，赵阿姨也不能准确地回忆起来，只能笼统地告诉医生，大概有半年多了。

可老王的病程真如赵阿姨所说的只有半年多吗？医生凭借多年的临床经验，在逐步地引导和询问下，赵阿姨才发现，原来早在一年前，老王去市场买菜总是买错，偶尔会有找错钱的时候，很可能就已经是认知症的表现了。但那时家人都认为老人上了年纪，记性有些差了、忘东忘西、算不清账，这些都是正常现象，因此没放在心上，更没想着要去看医生。

正是赵阿姨和家人的“理解”和“宽容”，使老王没能及时得到专业帮助。

最让赵阿姨感到不解的是：其他老街坊也有类似的情况啊，为什么别人就没有被诊断为认知症。医生告诉她，人随着年龄的增加，是会出现部分记忆力减退的情况，但是该如何区分这种减退是正常老化还是非正常老化，是有讲究的。最简单的分辨方法就是与其年龄相仿的人相比，记忆力是否有更为明显的减退。在医生的帮助下，赵阿姨回想起许多细节，最终将老王可能的患病时间向前推移了将近两年。

可是，赵阿姨刚学会了“留意细节”，接下来，麻烦又来了！

赵阿姨发现，原来很有耐心的医生变得越来越“不耐烦”，复诊挂号从专家门诊变成普通门诊后，就诊时间明显缩短了许多。

每次就诊，她都是拿着自己厚厚的日记本，详细记录了老王的日常起居，可还没等她念完，就被医生打断了，没说几句话就开药，然后“就诊”就匆匆结束了。尽管老王的症状控制得还不错，但好像还有好多事情要问，每次回家才发现有好多困惑没有得到解决。

为什么原来医生问了那么多细节，但现在却又不听了呢?

赵阿姨怎么也想不明白，最终还是在就诊时询问了医生。原来随着一年多的诊治，老王的病情相对稳定，记忆力也没有进一步的衰退，能够很好地应对日常生活的各项活动，连亲属都说几乎看不出老王得了认知症。此时医生对于老王的情况也比较熟悉了，诊断相对明确，赵阿姨日记所记录的每日生活状况大同小异，对于病情的判断没有更多的帮助。

医生建议，在已确诊并处于病情相对稳定的这个阶段，赵阿姨应该更关注两点：一是老王的病情是否有较为明显的变化；二是老王的身体是否出现与治疗相关的副作用。并且在就诊之前对需要咨询的问题进行简要的梳理，如：该如何照料；是否有饮食或者其他方面的注意事项；目前遇到的或者担心的问题是什么等等，这样有助于在就诊时得到比较有条理和针对性的回答。

听了医生的建议，赵阿姨一颗悬着的心

终于放下。自此以后，虽然每次就诊只有十分钟左右，赵阿姨也能充分地将老王的病情说清楚，自己的困惑也得到满意解答。

问题简析

本案例中存在的问题主要有如下三个方面。

首先，未能认识到认知症引起的记忆力减退与正常老化的记忆力减退是有区别的。正常老化与认知症引起的记忆力减退时常让人们很难分辨，正如赵阿姨，在老王早期出现忘事、买错菜、找错钱等状况时，赵阿姨都将这些视为正常老化现象，没放在心上，更没想到应该及时寻求专业人士的帮助，进而延误了宝贵的诊治时机。甚至就诊时，若不是医生进一步的询问，赵阿姨可能根本就不会发觉，原来老王在几年前就已经有过认知症的征兆了，如果医生直接采信了赵阿姨的说法，认为老王的病程仅有半年，那么极可能对老王的诊断与治疗产生非常不利的影响。认知症往往有起病隐匿，不容易被察觉的特点，不仔细观察，很容易发生遗漏。

其次，就诊前，未能对病史进行梳理。赵阿姨就诊前的准备工作显然是不够充分的。当医生问到老王的异常情况是从何时开始时，赵阿姨只能笼统地告诉医生像这样频繁的忘事并发生争执大概有半年多了。对于疾病更为早期所表现出的许多轻微的症状，赵阿姨则基本忽略掉了。赵阿姨提供的病史并不能够体现疾病发展和变化的过程。这些准备工作的不充分会直接影响就诊时与医生的沟通效率。

最后，复诊过程中未能提供有效的患者病情变化。关于如何观察、记录和描述认知症患者的病情变化，很多认知症照料者都有着和赵阿姨相同的困惑，刚开始就诊时不能够很好的留意疾病的细节，随着就诊次数的增多，刚学会“留意细节”，可就诊时医生又“不耐烦”听了。不能够高效将医生所关注的信息概括出来，沟通病情抓不住重点，成了困扰家属的又一个难题。

见招拆招

1. 尽可能掌握认知症基础知识，了解认知症老人会产生的种种变化

总体来讲，随着年龄增长，不可避免会出现记忆力减退，但如果较同龄人有更为明显的退步，就需要警惕是否存在病理性改变的可能了。

除此之外，认知症老人除了记忆力下降之

外，还会逐渐影响其他的认知功能，比如出现语言障碍、视空间能力减退、定向力障碍、执行功能障碍等。

严重的认知症老人甚至会出现精神行为异常，包括：幻觉、错觉、妄想等精神病性症状；抑郁、焦虑、情感淡漠、情感高涨、易激惹、激越等情感异常；异常运动行为、攻击行为、睡眠障碍、刻板行为、不当性行为、脱抑制等行为改变。而这些症状不仅会导致诸如打电话、购物、做饭、做家务、洗衣服、使用交通工具、服药和理财等较为复杂的活动能力减退，严重者甚至还会影响到如厕、进食、穿衣、梳洗、行走等基本的生活能力，更不必说社会交往这样复杂的功能了。

这些知识对于像赵阿姨这样的照料者来说是非常重要的，了解了这些知识，将有助于照料者尽早地发现认知症，使患者及时得到专业的帮助。

2. 做好就诊前的准备工作

生活中，大多数的家属都会像案例中的赵阿姨一样，直接带着患者去医院就诊，而忽视了就诊前的准备工作。

其实，赵阿姨可以在以下两个方面做出更为充分的准备。第一，整理老王的病史资料，包括：a、是否有认知症或精神异常家族史；b、饮酒、吸烟等个人生活习惯；c、冠心病、脑血管病、高血压、糖尿病，甲状腺功能减退等基础疾病情况；d、是否遭受过头部严重的外伤；e、目前患者所服用的药物清单。第二，梳理患者现有的异常症状，具体表现以及目前亟待解决的问题。在就诊之前，特别是首次就诊之前，应当充分回忆并且按照疾病发展以及症状出现的时间顺序整理病史，最大可能地反映出疾病发生发展的全貌，便于医生更为准确地把握疾病的演变过程，尽可能予以准确的诊断和治疗。为防止就诊时有所遗漏，可以将这些罗列在小本上。

除了上述就诊前的准备工作，还有一些注意事项。对于患者来说：a、就诊时尽量穿宽松、易穿脱的衣服和鞋子，以便方便医生查体；b、保持情绪平稳，确保医疗诊治过程有效进行；c、如果有听力或视力问题，请戴上适配的助听器或眼镜，方便医生问诊和评估员做心理测评。对于陪诊人员来说：a、就诊时长期照护者（1~2 人）陪同患者一起进入诊室；b、医生或评估员向患者进行问诊时，陪诊人员不要提示或插话；c、客观描述患者情况，避免使用模棱两可的语言；d、在医生面前维护患者的自尊心，避免发生冲突，影响就诊；e、仔细记录医嘱及注意事项，如：服药剂量、服药时间、服药方法、复诊时间等。

3. 调整描述认知症患者病情的内容与方式

本案例中的赵阿姨面临着这样的困惑：不知在就诊时如何与医生进行沟通。为了更加清晰地回答这个问题，我们将就诊分为两类：初诊和复诊。

初诊时，首先需要明确地告诉医生此次就诊的原因和目的是什么？是为了明确诊断，还是进行治疗调整？或是特殊情况的处理？其次是病情描述，病情描述要尽可能详细，将事情讲清楚，但注意不要用一些医学专业名词来概括病情，而是应该用自己的话把患者原本的症状描述出来。例如：陪诊人员最常说的一句话“老人记忆力减退了”，这句话概括性太强，没有实际意义。比较有参考价值的说法是：“老人最近老是忘事，和他说件事儿，他转头就忘了，比如老人早晨问我晚上想吃什么，我说豆角焖面，结果晚上下班回来，老人做的是米饭”。如此，由医生对病情进行分析得出结论。

初诊时，除了直接描述病情外，还应说明症状发生的时间、频率以及可能的诱因，以便医生进行分析、做出判断。最后，在描述的过程中不要避重就轻，所谓“避重就轻”，即把常见的症状（如：记忆力下降）展现给医生，而对部分可能难以启齿或较为令人尴尬的症状（如：幻觉、脱抑制）刻意进行回避。殊不知这些症状对医生的诊断和治疗调整来说是非常重要的，陪诊人员一定要如实向医生进行报告。

需要认识到的是，认知症本身是在不断发展的，症状也不断在发生着变化，不仅有既往症状严重程度的变化，也可能出现新的问题。经过一段时间的诊治，医生对于认知症老人的情况基本熟悉，复诊时，医生更为关注的是现有症状是否得到改善和有效控制，是否有新的症状出现，认知症患者和家属对于诊断和治疗的困惑等等。而既往症状如果较为稳定，其具体表现形式就不再是医生重点关注的内容了。因此，复诊时应当学会如何言简意赅地向医生准确描述患者的服药情况、药物的疗效与反应、症状变化及亟待解决的问题，方便医生做出进一步的医疗建议。

画龙点睛

1．认知症临床表现

认知症的主要临床表现有三方面：日常生活能力减退、精神行为症状、认知功能缺损，简称ABC，A—Activities of daily living（日常生活能力）；B—Behavioral and psychological symptoms of dementia（精神行为症状）；C—Cognitive function（认知功能）。日常生活能力减退是诊断认知症的必需条件，能帮助我们识别认知症患者，同时，日常生活能力的改变与认知的改变密切相关，能够敏感地反映患者病情的变化。

2．就诊前准备工作

就诊前的准备工作主要有两方面：一是患者病史资料的整理；二是患者现有症状表现的描述。除此之外，针对患者和陪诊人员都有相应的注意事项，前面有详细的说明，不再赘述。

3．不同阶段患者病情的描述要注重侧重点

初诊时，陪诊人员主要向医生阐明就诊的原因、目的，通俗、详细、如实地描述患者的症状表现、发生时间、频率及可能的诱因等。复诊时，陪诊人员则需要言简意赅地向医生准确描述患者的服药情况、药物的疗效与反应、患者症状变化及亟待解决的问题等。

第十章

变“懒”的张大爷其实不懒

—— 合理运动

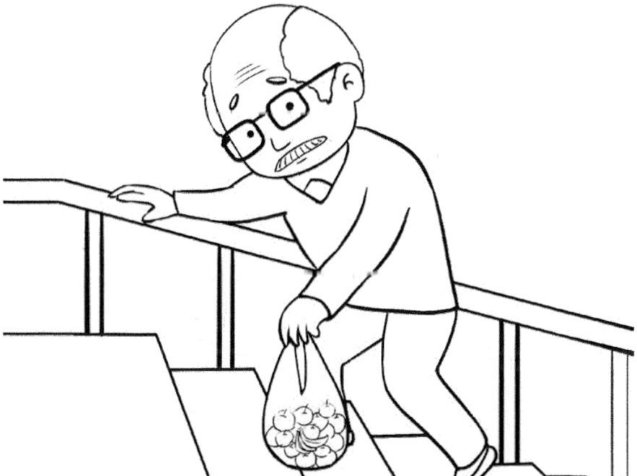

春天来了，蓝天白云，阳光透过落地窗照进四楼张大爷的家里。遇上这样的好天气，女儿想带张大爷出门活动活动，但张大爷却推三阻四不愿意去。

张大爷的女儿说，和以前相比，父亲越来越不愿意动了，早上起床随便擦一把脸就往沙发上一坐，一坐就是半天，不想下楼散步，甚至连站起身在室内走走都很少，家里的花花草草也变成母亲打理了。父亲越来越懒，经常对女儿说他全身无力，有时肌肉还会有僵硬的感觉。女儿很担心父亲哪一天突然腿一软就摔一跤，发生意外。

张大爷原本是很爱活动的，每天都会在小区或旁边的公园里散步，利用公园的健身器材运动运动，还会不定期地和朋友约好出去钓鱼，现在要不是朋友叫他，他都不主动去张罗。

“从去年冬天开始，我爸偶尔会忘记一些刚刚发生过的事情，比如他会完全不记得吃过早饭了。这几年社会、媒体包括影视剧等对认知症的关注度比较高，这也让我们更多地了解这个疾病。”女儿说，“这种情况越来越多，并且持续了一段时间，我觉得不太对，有点像认知症的症状，就带他去记忆门诊做了检查，医生为他做了专业诊断，说我父亲是早期认知症。他提前退休了，今年才 59 岁，这么早得病让妈妈和我感到害怕，不敢想象以后会怎样。”

女儿说到这里开始激动起来，“针对我爸越来越不爱动这个事，我还专门去问了康复科的医生，医生说我爸现在有轻度的运动功能障碍，很有可能是由认知症引起的，建议每天要维持身体的活力，基础的活动量是必须要保证的，一定要引起足够的重视，运动功能的下降是很难逆转的。所以，我们带他出去散步，鼓励他继续去和朋友钓鱼。”

“康复师建议制定合理的康复锻炼计划，并进行锻炼是目前比较适合的非药物干预方法之一，比如日常参加一些活动，进行一定量的体育锻炼，能够减缓身体功能的衰退速度。我有提过让我爸去附近医院的康复门诊训练，可是他很抵触去医院，所以就放弃了，康复师说我爸现在的程度，不去医院专门做训练也可以，但在家要保持合理的运动，比如散步、上下楼梯，有爱好的种种花草。为了让他有条件保持运动量，我就买了个动感单车放在家里，本来还想买个跑步机的，但是怕他摔倒，还是打消了这个念头。”

我作为康复师去张大爷家做过家访，并指导张大爷利用家里及周边的设施进行一些康复的训练，比如每天至少要有一趟不坐电梯走楼梯上楼。除此之外，还建议张大爷家人在楼下开辟出一小片地，让张大爷自己种些容易打理的菜，既锻炼身体，又让张大爷有成就感，增强其参加锻炼的自信心。通过一段时间的观察，张大爷没有出现像去医院训练那样抵触的情绪。

经过一段时间的合理运动，康复师最近一次回访时发现，张大爷的身体情况好转了一些，也不天天说乏力了，但是还是会偶尔忘事儿。

女儿说："运动确实是个有用的方法，我爸在家运动完会出一点汗，甚至还能吃上自己种的菜，他心情都会好一些。关键是他不再像原来那样说身上没劲了。医生说功能衰退是不能逆转的，但我看对日常生活功能的恢复还是可以的。”

问题简析

现在，让我们来分析一下，59岁的张大爷在得认知症后出现了什么变化，家人照顾过程中，又遇到了哪些难题呢？

1．生活习惯突然改变。根据张大爷女儿的描述，张大爷原本是很喜欢参与户外的活动，包括散步、公园健身和钓鱼。但是在很短的时间内，张大爷突然变得不爱动了，在沙发里一坐就是半天，也不会呼朋唤友钓鱼去了。

2．越来越“懒”，出门散步、锻炼的频率明显降低，并诉全身无力，伴有肌肉僵硬的感觉。

3．张大爷对于去医院进行专业康复锻炼有明显的抵触情绪。

见招拆招

1. 寻找老人产生变化的原因，挑选合适的干预方法

在寻找解决方式的过程中，首先应当确定造成此问题的原因，并分析该原因是否为直接原因，然后确定运动训练目的，并根据目标制定训练计划。

张大爷今年 59 岁，本应是生活很规律的年龄段，可他的生活习惯却在短期内发生了突然的改变，分析其可能的原因包括：身体无力导致其不想外出；对原本的爱好提不起兴趣；认知功能下降，导致张大爷在完成钓鱼前的准备、组织工作时发生困难，较难完成。

张大爷已经诊断为早期认知症，并且记忆力出现了明显下降。如果不加以干预，张大爷

的认知功能水平可能会迅速衰退。因此，除进行针对性的认知功能训练之外，可采用的方法还有运动康复训练，研究证明，运动康复训练能够有效减缓认知功能衰退的速度。所以，张大爷需要定制一套运动康复训练，帮助他保持自身身体活力。

2. 进行运动训练，缓解症状，逐渐恢复运动能力

张大爷自述身体无力并且伴有肌肉僵硬，认知症早期伴有运动功能障碍（本身具有运动功能障碍的情况除外，如脑梗的后遗症）的概率较低，所以考虑无力感及肌肉僵硬是由长时间缺乏运动导致的。由于一段时间的运动量减少，原本具有的运动能力，如力量、耐力、柔韧性被身体“冰冻”了起来。如果及时增加活动量，这部分能力可以在短时间内“解冻”，

并且重新回到我们的身上来。但如果放任不管，张大爷的这部分运动能力就会被“冰冻”得越来越硬实，并最终消失，那时候想要“解冻”这部分能力就是难上加难了。因此，建议结合实际情况和需求为张大爷制定训练方案。

（1）利用“家务活”进行训练。要求张大爷的老伴每天带张大爷进行散步，一起逛超市或菜市场，在买菜过程中让张大爷帮忙算账，并且要求张大爷拎购物袋，从而锻炼肌肉力量。

（2）利用周围设施进行训练。张大爷家住四楼，楼层不算高，正好可以进行上下楼梯的训练，不仅能够对张大爷的下肢力量进行训练，还能锻炼平衡功能。

（3）利用兴趣爱好进行训练。张大爷喜爱钓鱼，但钓鱼很难在社区里进行模拟。通过持续挖掘张大爷的兴趣爱好，我们知道张大爷还很喜欢种植花草，原本家里的花花草草都是张大爷种植和打理的，只是随着病情的发展，打理花草的任务才落到了老伴身上。由此，康复师建议帮助张大爷拾起来原先的兴趣爱好，重新负责打理室内的花草，并且鼓励张大爷在楼下开辟一小片地，种植一些易生长的水果和蔬菜。这样不仅能够加强日常锻炼，还能提高自信心和成就感，保证运动的可持续性，主动维持运动康复训练。通过给予每日固定的运动量，逐渐恢复张大爷被“冰冻”的运动能力。

3. 对家属而言，应正确应对老人的身体变化，不可“溺爱”，并根据老人的需求选择运动方案

老人在出现身体能力衰退之后，家属及照护者切不可过分“溺爱”。本案例中，女儿的做法非常值得肯定，主动寻求医疗帮助、获

取疾病知识，鼓励老人多走出去与他人接触，而不是在张大爷诉说自己身体无力时，对张大爷“百般呵护”。但是，并不是所有家属都能做到这样，事实上，很多对认知症不甚了解的家属，当老人出现身体无力、肌肉僵硬等症状后，出于关心，家属会让老人多休息，甚至为老人出行配置轮椅、车接车送等，这样一来，老人在生活中丧失了基本的运动锻炼机会，同时又不增加其他的运动，那么，他的身体机能会退化得更加迅速。因此，对于家属而言，正确应对老人身体的变化，不“溺爱”尤为重要。

做到了不“溺爱”还不够，家属还应为老人选择适宜又可持续的运动训练。一般而言，相较于年轻人，老年人接受新鲜事物的能力要弱许多，如果为了达到运动锻炼的目的，在老人的生活中刻意加入运动项目，那么这些训练很可能会因为与日常生活联系不大而变得枯燥，从而被老人拒绝或搁置。例如本案例中，女儿为张大爷购置了一辆动感单车放在家中供老人锻炼，就不是一项理想的训练方法，因为动感单车与老人的生活联系很弱，除非老人对骑车或动感单车有特殊的兴趣或经历，否则，这很可能会被老人认为是枯燥的项目。相对来说，“上楼梯”的训练方法更为适宜，张大爷的生活中也确实有每天上楼的需求。所以，对认知症老人来说，与日常生活联系紧密的训练方式是最佳方案。

4. 当老人的能力确实无法完成目标时，应进行训练或提供帮助

探究张大爷很少去钓鱼的真正原因，我们发现，由于认知功能下降，张大爷现在的记忆力很难完成钓鱼的前期准备工作。在与张大

爷的沟通中得知，钓鱼的前期准备工作是非常复杂的，去不同的钓鱼场所，需准备不同的鱼竿。除此之外，还需要准备大量的精细化物品，比如鱼钩、鱼线、鱼饵、鱼漂等。由于认知功能衰退后，张大爷经常忘记是否已经将要用的东西准备好，甚至刚刚收拾过的工具包也要重新打开确认，少带工具的事情时有发生。曾经那么擅长的活动，如今却完成不好了，这让张大爷自信心受挫，因此去钓鱼的频率越来越低了。

针对这种情况，家属了解原因后，应给予适当的帮助，降低活动难度。以张大爷钓鱼为例，家属可带领老人预演整个过程。首先，帮助张大爷建立新的物品准备方法，如家属和老人一起列出要准备的物品清单，由张大爷对应清单一一准备物品，并在出门前，根据清单再次进行检查。其次，家属可提前对钓鱼地点进行考察和筛选，确定两到三个合适的地点，让张大爷进行选择，降低其场地选择的范围和难度。最后，还可以根据张大爷的实际状况，为他规划路线，选择交通方式等。在这个过程中需注意，切不可替老人全部安排妥当，只可提供适当的援助，并且要根据老人情况来选择提供帮助的程度。

画龙点睛

1．早发现早干预

如果老人出现了运动功能的下降，尤其是在认知症早期就出现了运动功能下降时，一定要引起重视，尽快找到造成运动功能下降的根本原因，并尽早进行干预，不要轻易“接受”老人的功能下降。

2．运动方案要从老人的个人爱好和实际需求出发

制定运动方案时，要充分利用老人生活区域内的设备设施，设置与日常生活有紧密联系的、可行和可持续的运动计划。运动方案也不是一成不变的，建议有条件的情况下，要求专业人员规律地回访，根据反馈及时调整训练的方案。

3．切不可过分“溺爱”老人

在老人出现运动功能下降时，要坦诚地与老人沟通，以维持老人独立生活的能力为原则，在保证安全的情况下，鼓励老人增加每日的运动量。

4．确保训练的安全

在训练的过程中要确保老人的安全，如果觉得不能把握难度，务必及时寻求专业人员的

帮助。一旦老人在训练的过程中出现意外，不仅会对老人身体产生危害，也会对其积极性造成严重打击，对训练的可持续性造成不良影响。

5．多种方法配合训练

运动训练只是非药物干预的其中一种方法，除此之外，还应当结合其他的训练一同进行。

第十一章

不可忽视的认知症应对法宝

—— 非药物干预实践

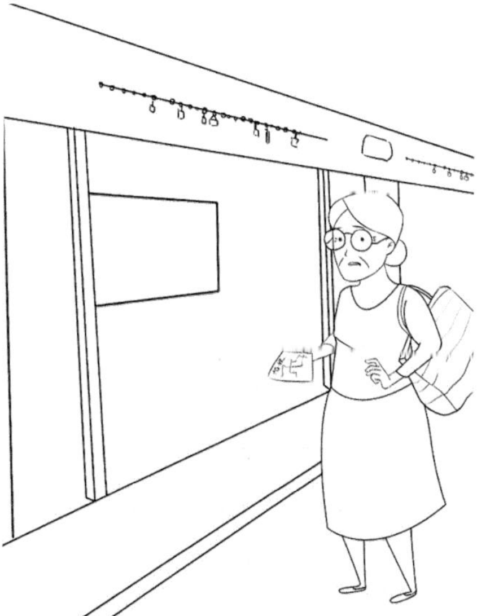

认知症的非药物干预是一个比较宽泛的概念，泛指除药物干预之外的认知症干预手段、方法和技术。直接干预对象主要是受认知症和认知障碍影响的个体，但在实际操作中，为了提升整体干预效果，往往也要从更加宏观的角度，将家庭和社区作为间接干预的目标主体。

认知症非药物干预的作用核心是减轻由大脑功能改变给老人带来的生理、心理和社会方面的障碍，总结起来有以下 4 个主要方面：

1. 尽可能延缓疾病进展，维持大脑功能。

2. 改善情绪和动机，促进沟通和理解。

3. 预防和减轻精神行为症状（BPSD），降低照护压力和成本。

4. 提高老人及其家庭的生活质量。

为了更好地理解认知症非药物干预方法，可按照干预重点大致将其划分为 5 个领域：

1. 认知干预：以维持和强化大脑认知功能、提高生活质量作为主要干预目标的方法，认知刺激、认知训练、认知康复是最主要的方法，此外还包括日常生活能力训练和蒙台梭利训练法等。

2. 心理社会干预：关注服务对象的内心感受、情绪和人格的完整，包括音乐、绘画、折纸、园艺、舞动、陶艺等在内的艺术治疗。怀旧疗法；认可疗法；正念疗法；玩偶和宠物疗法等。

3. 感官刺激：从大脑信息加工的起始处——感知觉出发的相关干预手法，包括单一感官（视、触、嗅、听、味）和多感官刺激。可以粗略地将芳香、抚触、光照、VR 虚拟现实等方法划归到这一类。

4. 运动和生活方式：包括太极、有氧运

动、水疗、精神运动疗法和营养膳食干预等。

5. 照护和环境：提供优质的以人为本的照护，为认知症长者构建适宜、安全、丰富的环境，促进社会参与和社会支持。许多非药物干预策略在实践中落地都少不了这两方面的工作。

需要强调的是，5 个领域有相互重叠的部分，一种干预方法可能会涉及到一个甚至多个方向，并不是决然分裂的。例如蒙台梭利法中，会充分利用感官刺激和环境线索，怀旧疗法可以结合认知训练，玩偶和宠物疗法在满足心理需要的同时也提供了多感官刺激等。

非药物干预涉及的专业人士包括康复治疗师、心理治疗师、音乐治疗师、艺术治疗师等，以及社会工作者和护士，同时也应该鼓励护理员或家庭照护者参与到服务当中，作为生活照料之外的有益补充。

当然非药物干预也有其自身的局限性，最容易被诟病的就是效果难以评价。大部分干预都是基于个体化的目标，干预效果难以复制，目前仍旧缺少高质量的大规模研究，不同非药物疗法之间、非药物与药物干预之间，尚无统一的效果评价标准。

非药物干预的实践原则

一、早期积极干预的重要性

“铁粉”胡同奶奶

我们初次见到94岁的靳奶奶时，她正由68岁的女儿用轮椅推着，在老北京的胡同里溜达。靳奶奶中风（脑卒中）之后行动不便，需要靠轮椅出门。女儿很孝顺，经常带靳奶奶出门锻炼，参加社区组织的各种活动，帮助老人恢复。

正好奶奶家附近的养老驿站开展了针对老年人认知功能障碍的预防性非药物干预活动，靳奶奶和女儿就成了小组每周定期活动的“铁粉”，甚至在零下十几度的大风天依旧坚持参与。

社工刚开始接触靳奶奶的时候，发现老人有明显的语言功能障碍，虽然听得懂，但是很难完整流畅地表达自己的观点，视空间和精细运动功能也受到影响，在“画脸谱”活动的时候，色彩和线条就显得很杂乱。不过靳奶奶十分乐观积极，在社工的引导下，所有活动都努力自己完成，尽力回应社工的提问，锻炼交流对话能力。活动结束后，社工回访参与活动的老人，靳奶奶的女儿告诉我们，她们在活动中学到了很多非药物干预方法，在家的时候，她尽可能地按照规范的技巧陪着母亲练习，也养成了到驿站参与活动的习惯。

一段时间后，当社工再次跟奶奶做积木游戏的时候，发现奶奶的反应速度和正确性有了很大提高，甚至愿意挑战高难度任务，在奶奶进行高难度任务有些吃力的时候，社工刚要提醒，奶奶说了一句“您可别言语，言语了就不是我自己（做）的了”。通过丰富的非药物干预活动，靳奶奶的语言功能也得到很好的恢复，还能与遇到的老同事侃侃而谈。

画龙点睛

中风是导致老年人认知功能障碍的常见原

因之一，许多患者家属都没有意识到中风之后康复训练的重要性，或者因为种种原因错过了康复的黄金期，导致功能的永久性损害。无论是在家中安排一些有意义的活动，还是带着老人参与社交、锻炼身体，都是简单易行的方法。

任何干预都强调时效性，认知症的非药物干预也不例外。在同等条件下，积极应对和消极应对会得到截然不同的结果。在早期老人功能水平保持较好的时候，尽早干预来维持这种状态，能够尽可能延长认知症老人相对独立、对家庭生活影响较小的阶段，而越晚发现、越迟采取行动，则意味着家庭没有足够的时间来准备应对，老人可能的获益减少。在实践过程中，经常会遇到类似案例，有些家庭没有及时带老人就医，直到出现严重问题，束手无策时才开始想办法，但这时能做的事情已经非常有限了；有些家庭一直不愿意面对和接受老人患病的事实，延误了最佳干预时机，导致身心俱疲；而那些很早就察觉到老人异样的家庭，像案例中靳奶奶的女儿一样，带着老人积极治疗并寻求专业帮助，老人的状况与家属的面貌是全然不同的。

二、寻找个性化干预的切入点

“门球”达人

谈起“门球”，一定会有人觉得这是“老年人的游戏”，以前在公园里经常看到有一群老人在平整的土地上击打着小球，发出清脆的“砰砰”声，远远就能听到。但最近几年，别说打门球的人，连门球场都不容易见到，更不要问年轻人知不知道如何打门球了。

门球爱好者赵阿姨确诊阿尔茨海默病有一年多的时间了，除了做饭，其他的日常生活能力均保持尚好，但是短时记忆严重下降，经常忘记吃药，必须依赖带有提醒功能的电子药盒，也经常会跟别人反复讲同一件事。而且由于丧偶赵阿姨一个人住，每次探访时她都愿意跟社工唠家常而不是做训练。在一次干预服务中，社工听赵阿姨无意中谈起自己以前经常打门球，甚至代表单位参加过比赛，言辞间十分骄傲自豪。社工意识到或许可以利用这点来设计相关训练活动，激发阿姨的兴趣，提升她的参与度，从而提高活动效果。

由于社工完全不了解门球的规则，于是带着满满的好奇心，请赵阿姨解释。因为门球的规则涉及到球门的位置、计分方法、队内球员分工等，要把这些问题讲清楚并不是一件容易的事。阿姨兴致勃勃地进行讲解，一开始欠缺逻辑，想到什么说什么，社工听得云里雾里，在社工的引导下，通过提问、再确认、猜测等方式帮助赵阿姨梳理思路，当社工完全理解门球的规则后，发现其实这是非常有趣的一个游戏，而且十分考验团队合作。这个叙述的过程，需要赵阿姨调动复杂的思维过程，有条理的组织语言并有逻辑地表达出来，更重要的是赵阿姨通过这件事重新获得了认同感和价值感，洋溢在脸上的兴奋和喜悦的表情是社工服务以来第一次看到的，她的眼睛在“发光”。

事后社工查了相关资料，确认赵阿姨对规则的介绍是正确的。在之后的一对一干预当中，社工专门准备了一套室内门球，赵阿姨一看到便坐不住了，拉着社工去大厅“试身手”，不过这次赵阿姨虽然弹无虚发，几乎每个球都能击中，但是规则理解开始出现偏差，没办法向第一次那样清晰地解释。阿姨的认知能力已经不足以支撑同时完成两项具有挑战性的任务，尽管这曾经是她非常擅长的事情。

经过这次“门球交流”，赵阿姨同社工建立了良好的关系，社工也意识到赵阿姨喜欢游戏性质的训练而非单纯的任务训练，在后续的认知训练服务当中，社工调整了活动形式，赵阿姨也逐渐在认知训练游戏当中找到了新的快乐，参与度越来越高。

画龙点睛

非药物干预是一种以老人为中心的综合干预方法，必须依据其背景经历、兴趣以及能力水平，结合医疗、护理、康复、心理、社工、设计等多学科建议，进行具体干预方法的选择和实施。由于疾病和心理因素的影响，认知症老人常常会出现缺乏动机和参与积极性不高等问题，从他（她）们过往经历中寻找兴趣点并借此主题展开相关认知功能训练是应对策略之一。

例如，在评估个体化服务需求的时候，家属经常反馈老人以前喜欢做某件事，但是生病以后就做不了了。这对于实施非药物干预的工作人员来说是一个非常重要的信息，因为老人不再参与自己曾经喜欢活动的原因当中，可能恰恰蕴含着服务的切入点和突破口。如果是因为感知觉功能或者认知功能下降，则可采取降低难度、改造设施和道具、改变规则等方式；如果是因为需要多人参与，则可由工作人员陪伴，或组织其他有类似爱好、功能水平接近的老人一起参加；如果是缺乏场地、道具等原因，则需要协调资源来克服这些客观障碍。

另外，在“门球”这个带有一定怀旧元素的简单沟通训练当中，老人与社工在交流时处于同等地位，目的是尽量调动老人自身存留的语言能力。老人在讲述的时候，社工并不知道其讲述的内容，这与传统的语言治疗有一定的区别，是一种接近自然的沟通状态，社工作为接受者，需要通过不断地给老人反馈来帮助老人修正自己表达的内容。

三、专业关系是干预成功的保障

怀旧，打开老人心门的“钥匙”

在非药物干预系列活动——“光影人生”怀旧相册制作第三次团体活动中，一位阿姨忍不住落泪，因为她感觉自己的一生又重新在眼前展开，过去的生活再苦再累，现在回忆起来却不再苦涩；90 多岁的老先生回忆起自己用弹弓打破了玻璃，动情地感谢社工帮他重温了过去的美好；另一位阿姨则回忆了自己如何 14 岁才开始上学，18 岁参加工作在岗位上的继续深造，最终成为我国第一批女卡车司机的故事……这样类似的故事还有很多。通过怀旧元素的运用，老人与社工建立起了深厚的信任关系，有助于提升非药物干预的效果。

每一位认知症老人都是一本厚厚的书，尽管这本书已经泛黄并很有可能已经脆弱不堪，有些书页甚至已经散落，而非药物干预工作者们，则要化身“古籍专家”，小心翼翼地翻动着这本厚书，寻找打开心门的“钥匙”。

这些“钥匙”，有的时候是一副羊拐、一截红绳或几张粮票；有的时候则是一本旧日记和几张老照片；有的时候是一部老电影、一首歌曲、一本小说；有的时候则是一张面孔或一个地点；有的时候是那个年代的集体回忆，而更多的时候是个人的宝贵珍藏。这些“钥匙”的合理运用，可以帮助非药物干预实施者更快地与老人建立起良好的信任关系，使非药物干预方法发挥其真正的功效。

画龙点睛

许多家属都会发现，老人不愿意和陌生人接触，不愿意参加社会活动，对许多休闲活动失去兴趣。从事认知症非药物干预的工作者在接案时，遇到的第一个困难常常是如何让老人接受服务，这就要求工作者一开始就要和老人建立良好的信任关系，真正地走进老人的世界。

由于认知症老人的长期记忆相对保留更

多，专业从业者可以利用怀旧疗法来跟老人建立信任关系，增强老人的价值感和自我同一性。怀旧疗法理论上能够改善淡漠、抑郁、注意力涣散等阴性症状，通常情况下参与度较高。此外，还可以将怀旧疗法与认知训练结合起来，一方面让原本枯燥的认知训练更加有趣，更容易吸引老人的参与且坚持下来，另一方面也丰富和拓展了怀旧疗法的应用范围。

四、干预目标的针对性

快手叠杯

岳叔叔今年 71 岁，路易体痴呆（DLB），有幻觉，简易智力状态检查量表（MMSE）评估中执行和视空间障碍显著，语言功能保持较好，相关检查未显示眼部器质性病变。社工为其准备了“快手叠杯”的游戏，目标是训练他的视空间功能。

在活动中，岳叔叔的反应速度慢，横排图案中可以说出社工指出的单个杯子的颜色，但是无法按顺序依次说出所有杯子的颜色，摆放时也只能摆好前几个杯子，后面就会出错，偶尔出现左右翻转情况（但顺序正确）；在观察立体造型时显得很犹豫（下图照片内用方形圈出），无法正确模仿杯子的叠放状态（下图照片中用椭圆圈出）。虽然在完成任务的过程中岳叔叔明显遇到了很大的困难，稍稍有些退缩，但在社工的鼓励和提示下努力尝试，没有出现负面情绪，甚至懂得开玩笑了。结束时社工单手端着杯子，说自己像“托塔天王”，岳叔叔笑着回应“那确实是，可把我们折腾坏了”。

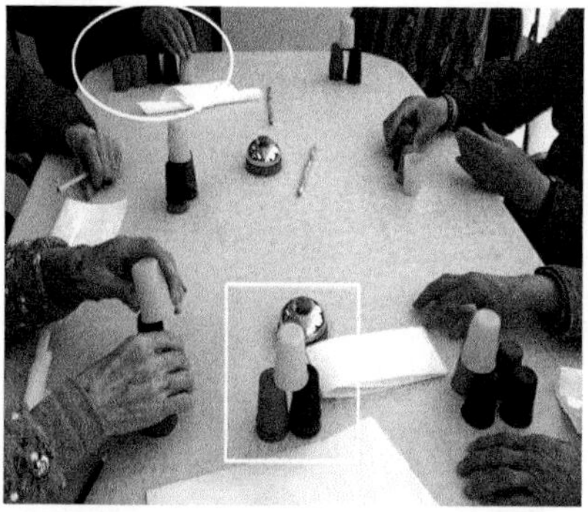

画龙点睛

认知症的非药物干预方案，建立在科学系统的评估和有针对性的目标设定之上，即使用同一种方法或工具，针对不同的老人，目标也可能不尽相同。

案例中的老人存在结构性失用的情况，如果是单纯的功能训练，老人很有可能会因为受挫或者信心不足而拒绝参与，但在良好的团体动力和支持性的互动氛围当中，虽然无法顺利完成游戏，老人依然选择尽力完成任务，得到了功能上的锻炼。

同样的工具，用在其他老人身上，则可能发挥不同的训练目标，例如颜色辨识、反应速度、动作灵活性甚至可能是团队协作精神等，需要工作员在方案设计阶段便明确使用目的。

五、选择合适的训练工具

记忆的温度

杨奶奶 82 岁，大学学历，确诊阿尔茨海默病 6 年，波士顿命名及词语流畅性测试异常。根据杨奶奶的情况，社工为其选择了“记忆的温度”怀旧图卡作为训练工具（见下图），目标是进行命名训练，猜出卡片上物品的名字，以及描述物品或讨论有关的经历。

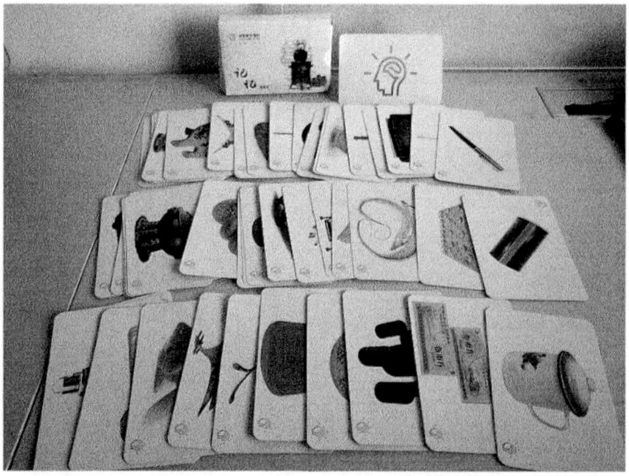

开始社工抽取几张图卡测试奶奶的命名情况，出现个别错误，因此社工选择让奶奶抽卡片并进行语言描述，社工来猜，避免直接提问“这个东西是什么”，而挫伤老人积极性，同时能够尽可能地调动奶奶的语言功能。由于图卡上都是老旧物件，最开始的命名测试并不会让老人觉得是在考验她。描述的过程中，杨奶奶也出现了部分偏差，对于某些物品的作用、材质等出现了错误，描述语言相对贫乏，使得社工很难猜出来。例如，她拿到了“柿饼”的卡，做出手里拿着东西咀嚼的动作，社工确认是一种食物，请奶奶进一步用语言描述，杨奶奶只能说出“甜的”这一个特征，社工反问“是窝头吗”，奶奶摇头，社工追问“这种东西是能经常吃到的吗？”“不是”“那是什么时候能吃到呢”“秋天吧”“是水果吗”“是”……几个回合下来，社工依旧猜不出来，于是央求杨奶奶公布答案，但杨奶奶也没能直接说出名称，只是让社工看图卡，“这是柿饼吧”“嗯”。看到社工被难倒，奶奶非常开心，咧嘴笑个不停。

画龙点睛

干预工具的选择要有针对性。第一，老年人感知觉变化的特点是选用非药物干预工具时首先要考虑的要素。确保看得清、听得清、感觉得到，因此需要专门设计。第二，工作者需要尊重老人独特的背景经历。他们不是一张“白纸”，很多儿童工具是不合适的也是不恰当的，需做到真正的“以人为本”。第三，要满足训练目标。选择与干预目标最契合的干预工具。这三者缺一不可。

本案例中重点进行的“命名训练”的过程是首先识别物体特征，然后检索名词，再转换成言语，无论哪一个环节出了问题，都有可能导致“叫不出名字”。对于杨奶奶来说，在语言功能已经显著受损的情况下，如何用接受度高的方式来锻炼就是一个很大的挑战。市售的许多儿童“识字卡”从内容到外观并不适宜用作认知症老人的训练，而定制的图卡则不存在类似的问题，因此为杨奶奶选取训练工具的时候，选用了专业定制的图卡。

六、关注老人还拥有什么

“猜猜我有多爱你”

朱阿姨从前在报社当了许多年的英文编辑，瘦瘦小小的，眼镜挂在胸前，说话声音软软的，是典型的江南女子的模样，可是在家人看来，她却是不折不扣的“大麻烦”。

2015 年，家人发现了朱阿姨有明显的异常表现，专家检查之后确诊患了阿尔茨海默病，同时伴有一定的血管性因素，但家人并没有重视起来，也没有系统地进行治疗。直到 2018 年，朱阿姨开始经常怀疑女儿偷了自己东西，做饭无数次烧糊锅，还声称自己住的不是自己的房子，总是收拾东西要搬家，最后闹到了单位的住房管理部门，母女之间爆发激烈矛盾。女儿被迫重新带着朱阿姨开始寻医问药，重压之下心力交瘁，开始出现焦虑等情绪问题。

在就医的过程中，朱阿姨的女儿接触到了团体认知训练服务和家属支持服务，为了让老人多接触社会，也让自己有“喘息”的机会，她参与了在某三甲医院记忆门诊开展的团体认知训练服务。

在最初的几次服务中，朱阿姨展现了很好的积极性，主动发言和分享，玩游戏时如果看不清还会站起来，颇有一些不服输的意味。有一次制作新年贺卡，朱阿姨还创意地将图案贴成对称的造型，简洁大方（见下图）。

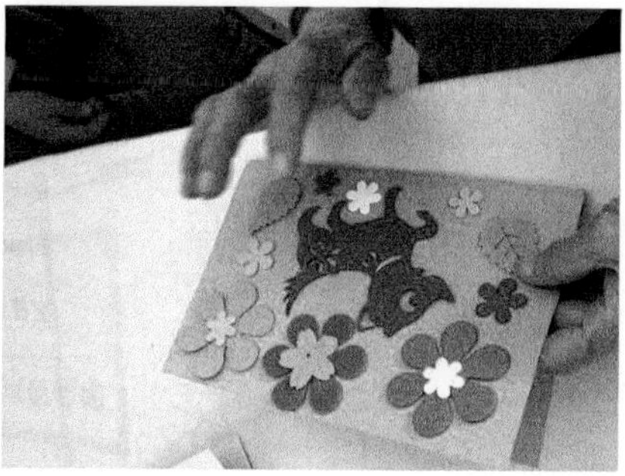

慢慢地，社工发现朱阿姨在活动中越来越不积极，总是头也不抬地缩在椅子上，话也越来越少，跟女儿沟通后才知道朱阿姨开始服用精神科药物来控制其异常的精神行为症状(BPSD)，妄想和争吵变少了，可活跃性也降低了。针对这样的情况，社工有意识地调整了活动素材，专门在世界读书日主题活动中为朱阿姨准备了经典英文绘本《Guess How Much I Love You》(《猜猜我有多爱你》)，活动中朱阿姨为组员们朗读并翻译了绘本的内容(见下图)，甚至还讲解了短语的用法，其他组员纷纷竖起大拇指，夸赞了不起，朱阿姨也没有骄傲，只说以前学的现在好多都忘了。这次活动，朱阿姨发挥了她的翻译优势，这让沉寂了一段时间的朱阿姨重新燃起了对活动的热情，也更加积极地投入到非药物干预中来。

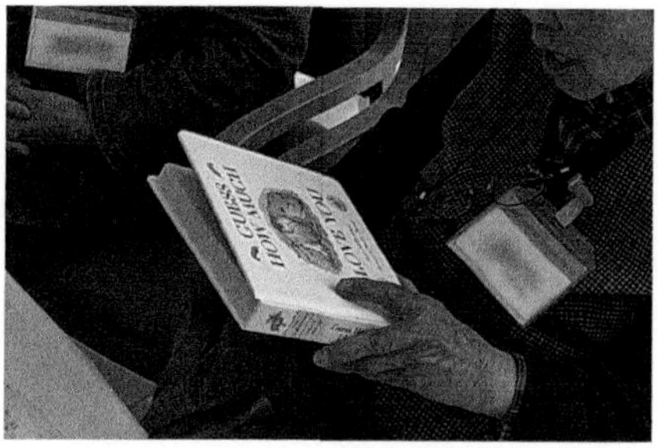

画龙点睛

在传统的生物医学模式影响下，人们很容易将关注的焦点放在生理机能的下降、认知功能的障碍、生活的依赖、精神行为异常上，仿佛疾病就是恶魔，诊断就是判决，从一个饱经沧桑的老人那里一件一件地夺走那些宝贵的记忆和灿烂的过去，从而全然忽视了老人依然拥有的许多宝贵的能力，所以我们需要一个优势“放大镜”，去重新发现老人的长处和闪光点。

对非药物干预实施者来说，认知症老人易产生挫败感，需要适当调整干预方案，从老人的优势出发来分析和解决问题，关注那些仍然拥有的东西，帮助家庭树立合理的预期，学会用现实的标准而非过去的标准来评价老人的表现，重建信心，提升应对能力和抗逆力。

七、识别环境中的障碍

迷路的常阿姨

如果您家中有一位患有认知症的老人，您敢让他（她）一个人出门吗？而且单程就接近一个半小时？

一开始参加认知训练小组活动的时候，常阿姨还需要保姆陪同，保姆总是抱怨阿姨“不听话”，因为不按保姆规划的路线走。后来有一次临近活动开始时间，社工发现常阿姨还没有到，刚发信息给家属询问情况，抬头就看见常阿姨风风火火地走了过来，手里还攥着一个皱巴巴的笔记本，仔细一看，上面用好长一段话描述了如何从家换乘地铁和如何找到活动室的步骤。原来是阿姨的保姆辞职了，阿姨又不愿意放弃参加活动，家属觉得这是一个很好的锻炼机会，就让阿姨带着定位手表和换乘方法自己来参加活动。

独自一个人外出参加活动并不是一项简单的任务，换乘站又乱又拥挤，小组活动所在的医院门诊大楼内部又非常的复杂，年轻人都难免找不到方向，更何况是定向力已经出现问题的认知症患者。常阿姨最开始常常迟到，甚至有一次迷路坐反了方向，家人发现她的位置出错，肯定是赶不上当天的活动了，只好打电话让她回家，从那之后常阿姨都会放弃午休，提前出门。

在一次家庭支持沙龙上，社工问起常阿姨自己一个人坐地铁的感受，问她北京地铁的换乘会不会太复杂了，那么多标志标识很难看清。常阿姨连连点头，用东北话说“可不咋地，老是看错，都注意不到”。为了让常阿姨更安全地坐地铁，社工和其他家庭支持小组成员一起帮常阿姨制作了换乘卡（见下图），要比之前记在本子上清楚很多，阿姨也再没出现过迷路的情况。

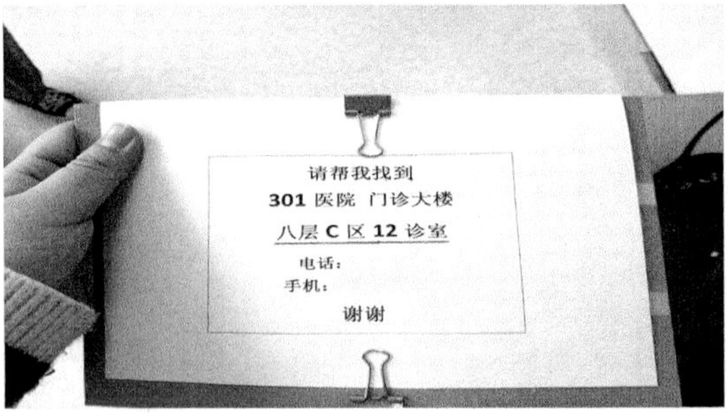

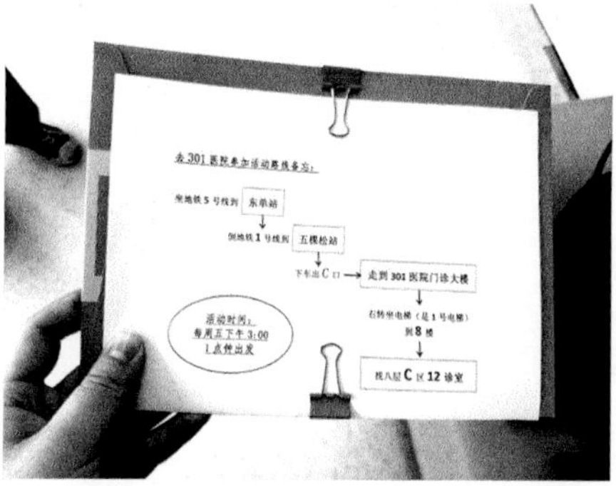

画龙点睛

认知功能障碍是认知症最核心的表现，但当我们分析认知功能障碍是如何影响人的社会功能时，常常会忽视一个重要的影响因素——环境。许多生活中的“障碍”并不是跟这种疾病一起诞生的，而是随着人类社会的发展进步而产生的，例如阿尔茨海默医生第一次向世人报告他发现的疾病时，“无法使用微波炉”就不是一个认知功能障碍的表现，因为当时微波炉尚未被发明。所以，这时非药物干预应该有两个方向，帮助患者适应环境或者更多情况下是改造环境来适应人。

如果认知症老人迷路了，家属和照护者会理所应当地将原因归结为定向力变差导致的。但在这个案例当中，复杂的城市交通网络加重了老人的定向障碍，这是导致迷路的重要客观原因之一，而这个原因却很容易被忽略。通过提示信息帮助老人适应复杂的环境，能够帮助老人尽可能维持独立性，发挥自己最大的潜能。同时，环境的概念还包括社会环境，对于老年人的歧视、对于疾病的污名化和病耻感等，都是社会环境中的障碍，这方面就需要通过构建家庭互助和社会支持网络，创建认知症友好化社会来实现。

认知症居家锻炼方法建议——“十二多”

在日常生活中，人们无时无刻不在处理着各种任务，大脑不断处理来自外界的复杂信息，并给身体发出指令，这种能力即被心理学家称为“认知功能”。人们对此习以为常，直到认知障碍损害了大脑的正常运行，才会意识到认知功能的重要性。

当老人有了认知障碍，并不意味着认知功能就完全丧失了，疾病对认知功能的影响是一个渐进的过程，以阿尔茨海默病为例，疾病进程是隐匿渐进的。当我们越早发现，越早积极应对，开展相关非药物干预，就越有机会“拖住疾病的尾巴”。

但专业的非药物干预需要特定的专业人

员来实施，认知障碍老人的照护者在日常生活中，该如何为他们开展认知功能锻炼呢？简而言之，有三大原则：

第一，保证在老人能力许可的范围内。

第二，让规则去适应人，形式既个性化又丰富多样。

第三，尽可能融入平常的生活中去。

具体如何实施呢？可以用“十二多”来概括：

多聊：跟老人聊聊过去，和他们一起缅怀往事，翻翻老照片、整理回忆录、看看老电影、重游老地方……带着好奇心和耐心，倾听老人讲述他们自己的故事，也可以把自己记得的故事讲给他们听。

多玩：跟老人玩一些稍有挑战但努把力也能顺利完成的游戏，例如棋牌、积木、拼图等，输赢不重要，开心的过程和积极的陪伴更重要。

多学：鼓励尝试，温故知新，但不强求学会，通过降低难度或改变规则等方式帮助老人重温曾经擅长或者感兴趣，后来却渐渐做不到的事情。

多写：如果老人有写日记、练字、抄写的习惯，请鼓励老人继续保持下去。

多记：鼓励和提醒老人在需要的时候使用笔记本、电话本、路线图、计算器之类的辅助工具，养成带定位设备或紧急联系方式的习惯。

多读：准备一些适合老人阅读的材料，最好是老人感兴趣的内容，内容应适应老人的能力水平，过于深奥就不合适了，字体应考虑老人的视力情况，字勿过小，阅读量则一次不要太多，读完之后建议花时间再跟老人讨论互动一下。

多听多唱：聆听音乐之美，和老人一起唱

唱老歌，帮他们准备大字的歌词，随着旋律哼唱或者跟着节奏舞动身体也不错。

多动手：填色、画画、做手指操、做手工等，不追求完美，参与过程本身即是锻炼。

多动脑：猜谜、分类、推理、归纳、计算等等，但不要用考验的方法。

多运动：鼓励老人坚持运动，如果不便外出，则在家中尝试一些幅度较小的室内运动。

多干活：在保障安全的前提下尽量让老人做自己能做的事，例如扫地、摘菜、穿衣、叠被、浇花等简单的日常活动，尊重老人的生活习惯，少替代，只在遇到困难时给予必要的协助，不苛求结果。

多社交：多陪着老人与大自然、小动物和可爱的孩子们接触，参加医院、社区、公益和养老机构等组织的支持性团体活动。

参考文献

[1] Scales, et al. Gerontologist 2018,58(S1):S88 - S102.

[2] 尹述飞，朱心怡，李娟. 主观记忆减退老年人认知功能的可塑性（综述）[J]. 中国心理卫生杂志，2016，30 (8): 600–606.

[3] Wan, Y., et al., Effects of dietary fat on gut microbiota and faecal metabolites, and their relationship with cardiometabolic risk factors: a 6–month randomised controlled–feeding trial. Gut, 2019.

[4] 吴江，贾建平，崔丽英. 神经病学，第 2 版. 人民卫生出版社，2011，06.

[5] 洪立，王华丽. 老年期痴呆专业照护（护理人员实务培训），第 1 版. 北京大学医学出版社，2014，04.

[6] [美]南希·L. 梅斯，彼得·V. 雷宾斯. 一天 36 小时：痴呆及记忆力减退病患家庭护理指南，第 5 版，华夏出版社，2013，11.

[7] [英]大卫·奥尔德里奇. 老年痴呆症的音乐治疗，第 1 版. 中国轻工业出版社，2013，05.

[8] 中国老年医学学会认知障碍分会，中国认知障碍患者照料管理专家共识. 中华老年医学杂志，2016 年 10 月，第 35 卷第 10 期.

[9] 贾建平. 中国痴呆与认知障碍诊治指南，第 1 版. 人民卫生出版社，2010，11.

[10] 柳桢等. 2010 ~ 2012 年中国 60 岁及以上老年居民膳食钙摄入状况分析. 营养学报，2017，39(05): 第 442~447 页，453 页.

[11] 中国肥胖问题工作组，中国成人超重和肥胖症预防与控制指南(节录). 营养学报，2004，26(01): 第 1~4 页.

[12] 中国营养学会. 中国居民膳食指南 2016，第 1 版. 北京：人民卫生出版社. 2016，252.

[13] Cunnane, S.C., et al., Can ketones compensate for deteriorating brain glucose uptake during

aging? Implications for the risk and treatment of Alzheimer' s disease. Annals of the New York Academy of Sciences, 2016. 1367(1): p. 12~20.

[14] Pan, Y., et al., Dietary supplementation with medium-chain TAG has long-lasting cognition-enhancing effects in aged dogs. Br J Nutr, 2010. 103(12): p. 1746~54.

[15] Kashiwaya, Y., et al., A ketone ester diet exhibits anxiolytic and cognition-sparing properties, and lessens amyloid and tau pathologies in a mouse model of Alzheimer' s disease. Neurobiology of Aging, 2013. 34(6): p. 1530~1539.

[16] Rebello, C.J., et al., Pilot feasibility and safety study examining the effect of medium chain triglyceride supplementation in subjects with mild cognitive impairment: A randomized controlled trial. BBA Clinical, 2015. 3(C): p. 123~125.

[17] Henderson, S.T., et al., Study of the ketogenic agent AC-1202 in mild to moderate Alzheimer' s disease: a randomized, double-blind, placebo-controlled,

multicenter trial. Nutr Metab (Lond), 2009. 6(1): p. 31.

[18] Cappelletti, S., et al., Caffeine: Cognitive and Physical Performance Enhancer or Psychoactive Drug? Current Neuropharmacology, 2015. 13(1): p. 71~88.

[19] Kim, Y.S., S.M. Kwak and S.K. Myung, Caffeine Intake from Coffee or Tea and Cognitive Disorders: A Meta-Analysis of Observational Studies. Neuroepidemiology, 2015. 44(1): p. 51~63.

[20] Wu, L., D. Sun and Y. He, Coffee intake and the incident risk of cognitive disorders: A dose-response meta-analysis of nine prospective cohort studies. Clinical Nutrition, 2016. 36(3): p. 730~736.

[21] Panza, F., et al., Coffee, tea, and caffeine consumption and prevention of late-life cognitive decline and dementia: A systematic review. Journal of Nutrition Health & Aging, 2015. 19(3): p. 313~328.

[22] Cao, C., et al., High Blood Caffeine Levels in MCI Linked to Lack of Progression to Dementia. Journal of Alzheimer’s Disease, 2012. 30(3): p. 559~572.

[23] Huang, T.L., Omega–3 Fatty Acids, Cognitive Decline, and Alzheimer' s Disease: A Critical Review and Evaluation of the Literature. Journal of Alzheimer' s Disease, 2010. 21(3): p. 673~690.

[24] Zhang, Y., et al., Intakes of fish and polyunsaturated fatty acids and mild–to–severe cognitive impairment risks: a dose–response meta–analysis of 21 cohort studies1 – 3. The American Journal of Clinical Nutrition, 2016. 103(2): p. 330~340.

[25] Mazereeuw, G., et al., Effects of omega–3 fatty acids on cognitive performance: a meta–analysis. Neurobiology of Aging, 2012. 33(7): p. 1482. e17~1482.e29.

[26] Dp, D.S.F., et al., EFFECT OF EICOSAPENTAENOIC ACID AND DOCOSAHEXAENOIC ACID SUPPLEMENTATIONS TO CONTROL COGNITIVE DECLINE IN DEMENTIA AND ALZHEIMER' S DISEASE: A SYSTEMATIC REVIEW. Nutricion Hospitalaria, 2015. 32(2): p. 528~533.

[27] 程义勇.中国居民膳食营养素参考摄入量2013修订版简介.营养学报,2014.36(04):第313~317页.

[28] Tur, J.A., et al., Dietary sources of omega 3 fatty acids: public health risks and benefits. British Journal of Nutrition, 2012. 107(S2): p. S23~S52.

[29] Villani, A.M., et al., Fish oil administration in older adults: is there potential for adverse events? A systematic review of the literature. BMC geriatrics, 2013. 13(1): p. 41~41.

[30] Clarke, R., et al., Effects of homocysteine lowering with B vitamins on cognitive aging: meta–analysis of 11 trials with cognitive data on 22,000 individuals. Am J Clin Nutr, 2014. 100(2): p. 657~66.

[31] Ford, A.H. and O.P. Almeida, Effect of homocysteine lowering treatment on cognitive function: a systematic review and meta–analysis of randomized controlled trials. Journal of Alzheimers Disease, 2012. 29(1): p. 133~149.

[32] Douaud, G., et al., Preventing Alzheimer's disease–

related gray matter atrophy by B–vitamin treatment. Proceedings of the National Academy of Sciences, 2013. 110(23): p. 9523~9528.

[33] de Jager, C.A., et al., Cognitive and clinical outcomes of homocysteine–lowering B–vitamin treatment in mild cognitive impairment: a randomized controlled trial. Int J Geriatr Psychiatry, 2012. 27(6): p. 592~600.

[34] Noguchi–Shinohara, M., et al., Consumption of green tea, but not black tea or coffee, is associated with reduced risk of cognitive decline. PloS one, 2014. 9(5): p. e96013.

[35] Tomata, Y., et al., Green Tea Consumption and the Risk of Incident Dementia in Elderly Japanese: The Ohsaki Cohort 2006 Study. The American Journal of Geriatric Psychiatry, 2016. 24(10): p. 881~889.

[36] Feng, L., et al., Tea drinking and cognitive function in oldest–old Chinese. The journal of nutrition, health & aging, 2012. 16(9): p. 754~758.

[37] Boehm, K., et al., Green tea (Camellia sinensis) for the prevention of cancer. Cochrane Database Syst Rev, 2009. 3(3): p. CD005004.

[38] Buitrago-Lopez, A., et al., Chocolate consumption and cardiometabolic disorders: systematic review and meta-analysis. BMJ, 2011. 343(aug26 1): p. 4488~4488.

[39] Barnes, D.E. and K. Yaffe, The projected effect of risk factor reduction on Alzheimer' s disease prevalence. The Lancet Neurology, 2011. 10(9): p. 819~828.

[40] Desideri, G., et al., Benefits in Cognitive Function, Blood Pressure, and Insulin Resistance Through Cocoa Flavanol Consumption in Elderly Subjects With Mild Cognitive Impairment. Hypertension, 2012. 60(3): p. 794~801.

[41] Brickman, A.M., et al., Enhancing dentate gyrus function with dietary flavanols improves cognition in older adults. Nature Neuroscience, 2014. 17(12): p. 1798~1803.

[42] Buchman, A. S., & Bennett, D. A. (2011). Loss of motor function in preclinical Alzheimer' s disease. Expert review of neurotherapeutics, 11(5), 665 - 676. doi:10.1586/ern.11.57.

[43] Ahlskog, J. E., Geda, Y. E., Graff–Radford, N. R., & Petersen, R. C. (2011). Physical exercise as a preventive or disease–modifying treatment of dementia and brain aging. Mayo Clinic proceedings, 86(9), 876 - 884. doi:10.4065/mcp.2011.0252.

[44] 失智症照护实务 2：各论. 台湾整合照护学会 TAIC，日本失智症照护学会 JSDC. P327.

后记

本书在策划和撰写的过程中，得到了北京诚和敬养老健康产业集团董事长梁仰枫、总裁王寅、运营总监孟岩同志的大力支持和帮助，特别感谢贾建军主任在百忙之中为本书作序。

本书由诚和敬乐智坊多学科团队整理编写，需要特别说明的是，关于非药物干预实践，目前称可以应用在认知方面的干预方法有不下几十种，常常给人莫衷一是的感觉，需要实践者谨慎待之。在药物治疗没有巨大突破的情况下，非药物干预方法被寄托了相当多的期望，但其内在原理、适用范围、有效性是需要具体分析的。不同的非药物干预方法根植于不同专业学科，同时，由哲学基础、方法论、实践范式、应用范围等核心问题而决定的方法，也不尽相同。这里需要明确，没有哪种方法可以解决所有问题。

大量的非药物实践试图以“需求”整合“方法”，抛下门户之见，回归人本身，充分利用现有研究成果，寻找解决方案，使认知症老人利益最大化。非药物干预和药物治疗、照护等专业服务其他版块之间的关系，是相互促进的，是缺一不可的，科学的治疗是前提，丰富的干预是手段，精心的照顾是基础，友好的环境是保障。唯有如此，才能直面认知症。

由于目前业内对非药物干预的定义、涵盖内容没有统一表述，故本书第十一章内容均由诚和敬乐智坊专业实践积累而成，如有遗漏，欢迎补充。

图书在版编目（CIP）数据

与认知症一起生活的日子：关于认知症，你必须知道的常识／诚和敬编著．—北京：经济日报出版社，2019.9

ISBN 978-7-5196-0603-9

Ⅰ．①与… Ⅱ．①诚… Ⅲ．①阿尔茨海默病－普及读物 Ⅳ．①R979.9-49

中国版本图书馆 CIP 数据核字（2019）第 202648 号

与认知症一起生活的日子——关于认知症，你必须知道的常识

作　　者	诚和敬
责任编辑	陈　悦
责任校对	郭　晓
出版发行	经济日报出版社
社　　址	北京市西城区白纸坊东街 2 号 A 座综合楼 710
邮政编码	100054
电　　话	010-63567684（总编室） 010-63538621　63567692（发行部）
网　　址	www.edpbook.com.cn
E-mail	edpbook@sina.com
经　　销	全国新华书店
印　　刷	北京九州迅驰传媒文化有限公司
开　　本	710×1000 毫米　1/32
印　　张	7.5
字　　数	76 千字
版　　次	2019 年 9 月第一版
印　　次	2020 年 9 月第二次印刷
书　　号	ISBN 978-7-5196-0603-9
定　　价	42.00 元